KB088328

창상 드레싱제

Wound Dressing Materials: The Essentials

대한창상학회

KOONJA PRESS

■ 편찬위원장

한승규

■ 편찬위원

김명신
김민경
나영천
박경희
백규원
최승석

■ 집필진

견아현
순천향대학교 부천병원 당뇨병성창상 전담간호사

권경민
삼성서울병원 가정전문간호사
대한창상학회 홍보봉사위원

김명신
강남세브란스병원 간호국 파트장
대한창상학회 부회장

김민경
삼성서울병원 상처장루실금 전문간호사(WOCN)
대한창상학회 홍보봉사위원장

김상화
서울대학교 의과대학 조교수
서울대학교병원 성형외과
대한창상학회 정보통신위원장

나영천
원광대학교 의과대학 교수
원광대학교병원 성형외과
대한창상학회 법제 및 윤리위원장

박경희
수원대학교 간호학과 교수
대학창상학회 학술위원장 겸 자문위원

박현숙
세브란스병원 상처장루실금 전문간호사(WOCN)
대한창상학회 기획위원

백규원
삼성서울병원 간호본부 파트장
대한창상학회 교육위원장

신동혁
건국대학교 의과대학 교수
건국대학교병원 성형외과
대한창상학회 학술위원장

원은애
강남세브란스병원 상처장루 전담간호사(WOCN)
대한창상학회 교육위원 간사

이영구
순천향대학교 의과대학 부교수
순천향대학교 부천병원 정형외과
대한창상학회 교육위원장

이예나
고려대학교 구로병원 창상 전담간호사
대한창상학회 총무, 재무위원장

장정우
한양대학교 구리병원 성형외과 임상조교수
대한창상학회 편집위원회 간사

전영준
가톨릭대학교 의과대학 교수
가톨릭대학교 서울성모병원 성형외과
대한창상학회 보험위원장

정재아
고려대학교 안산병원 성형외과 임상조교수
대한창상학회 총무

조용석
한림대학교 의과대학 부교수
한림대학교 한강성심병원 화상외과
대한창상학회 홍보봉사위원장

최승석
한양대학교 의과대학 교수
한양대학교 구리병원 성형외과
대한창상학회 부회장 겸 편집위원장

한승규
고려대학교 의과대학 교수
고려대학교 구로병원 성형외과
대한창상학회 회장

한은진
세브란스병원 상처장루실금 전문간호사(WOCN)
대한창상학회 학술위원

허은숙
원광대학교병원 성형외과 창상 전담간호사
대한창상학회 법제 및 윤리위원

황지현
서울아산병원 상처장루실금 전문간호사(WOCN)
대한창상학회 무임소

목차 CONTENTS

수많은 드레싱제들이 창상 치료용으로 상품화되어 판매되고 있다. 2018년 현재 우리나라만해도 약 2,500종에 달하는 관련 제품이 등록되어 있다. 드레싱이라는 것이 전문가가 아니더라도 대부분의 의료인이 접하게 되는 분야이므로 각 창상 드레싱제에 대한 기본적인 이해와 적절한 창상 드레싱제의 선택에 대한 고민이 많을 수 밖에 없고 창상 전문가들은 이에 대한 질문을 많이 받게 된다. 이런 배경에서 이번에 대한창상학회 주관으로 '창상 드레싱제의 선택'이라는 정말 중요한 주제로 책자를 발간하게 된 점을 무척 기쁘게 생각한다.

이제까지 우리나라에서도 몇몇 드레싱제 관련 저서가 발간된 바 있으나 외국 문헌을 번역하거나 일정 그룹이나 개인이 집필한 경우이기 때문에 환자나 창상과 관련된 모든 분야의 전문가들이 우리나라 진료 환경에 맞춰 드레싱제 지침서로 사용하기에는 한계가 있었다. 창상의 경우는 전문 분야에 따라 관심 영역이나 진료방침이 다를 수 있기 때문에 공통적인 내용을 담는 저서를 발간한다는 것 자체가 불가능한 작업일지도 모른다. 그렇지만 우리나라 창상 분야의 발전을 위해 꼭 필요한 작업이기 때문에 어려운 가운데도 저자들을 포함한 편찬위원회 위원들이 심사 숙고하여 본 저서를 발간하게 되었다. 훌륭한 저서가 되려면 독자들에게 유익한 정보가 많이 제공되어야 하고, 동시에 이 정보들의 객관성이 높아야 한다. 그러나 유익한 정보를 강조하다 보면 객관성이 떨어지게 되고, 객관성을 강조하면 제공되는 정보가 제한되게 마련이다. 따라서 유익한 정보의 제공과 이 정보들의 증거 수준이 적절히 조화를 이루도록 아래와 같은 과정을 거쳐 원고 내용을 정리하였다.

본 저서는 대한창상학회를 대표하여 성형외과, 정형외과, 화상외과, 창상 전문간호사 등 총 21명으로 구성된 창상 전문가들이 각 주제별로 원고 초안을 작성하였고, 이 초안은 다시 저자들을 포함한 6명의 창상 전문가로 구성된 본 저서의 편찬위원회에서 검토되었다. 검토 결과 미진한 부분들은 다시 각 장(chapter)의 저자 별로 수정되었으며, 수정된 내용은 추가로 2회에 걸쳐 편찬위원회가 검토하여 최종 원고를 작성하였다. 작성된 원고는 출판사 편집 후 각 장(chapter) 저자들의 검토 및 최종적인 6인 편찬위원들의 확인 작업을 거쳤다. 따라서 최소 5회 이상의 검증을 거친 내용들로 본 저서의 원고를 작성하였다.

본 저서의 특징에 대해 몇 가지 언급하고자 한다. 첫째, 본 저서는 창상 전문가가 아닌 일반 의료진들도 쉽게 이해할 수 있도록 저술되었다. 창상은 성형외과 의사나 창상 전문간호사뿐만 아니라 여러 분야의 선생님들이 일차적인 진료를 담당하고 있기 때문에 창상을 전공하지 않은 선생님들도 쉽게 이해 할 수 있도록 노력하였다. 둘째, 저서의 내용에 있어서도 기초 연구와 관련된 학문적인 내용보다는 실제 임상에서 우리나라 창상 환자들을 진료하는데 도움이 되는 실제적인 내용들을 중심으로 구성하였다. 즉, 창상과 관련하여 기존에 발간된 여러 문헌들의 내용 중 임상과 관련된 부분들을 바탕으로 저자들의 임상 경험을 정리하여 저술하였다. 셋째, 용어의 선택에 있어서 의료진들에게 가장 익숙한 용어를 사용하여 이해가 쉽도록 하였다. 가능한 한 우리말 표현을 사용하였으나 우리말 표현으로 기술할 경우 오히려 의미의 전달이 어렵고 혼동될 수 있는 경우는 의료진들이 흔히 사용하는 원어 그대로 기술하였다. 또한 저서 전체의 용어가 통일될 수 있도록 노력하였으나 저자가 여러 분이다 보니 용어의 선택에 있어 일관성이 결여될 가능성이 있다. 이 점 독자들의 이해를 구한다. 넷째, 실제 환자들의 증례 사진을 많이 실어 이해가 쉽도록 하였다. 많은 창상 관련 문헌들이 실험실 데이터에 기초하여 기술되기 때문에 지루하고 이해가 쉽지 않은 것이 사실이나, 본 저서는 실제 환자들의 사진을 기초하여 내용이 설명되도록 노력하였다.

끝으로 본 저서의 발간을 위해 노고를 아끼지 않으신 21분의 저자 및 편찬위원들께 대한창상학회를 대표하여 깊은 감사의 말씀을 드리며, 본 저서가 창상 전문가 뿐만 아니라 이와 관련된 타 분야 의료인, 의료 정책과 관련된 정부 및 민간 기관 종사자들, 환자 및 가족 등 창상에 관심 있는 모든 분들에게 의미 있는 도움이 되길 기대한다.

2018년 3월
편찬위원장 한 승 규

창상 드레싱제
Wound Dressing Materials: The Essentials

Part I. Overview

1

Wound Overview

전영준

　　사람이 한 평생 살다 보면 이따금 창상을 입게 마련이다. 만약 조직이 재생 또는 회복하는 능력을 갖고 있지 않다면 어느 누구도 살아남지 못할 것이다. 16세기의 저명한 의사 Ambroise Pare는 "나는 단지 창상을 보호하는 조치만 취할 수 있을 뿐이고, 창상을 치유하게 하는 이는 오직 하나님이시다"라고 고백했다.

　　하지만 20세기에 들어 창상 치유에 습윤 환경의 조성이 창상을 잘 낫게 한다는 George Winter 발표 이후, 이를 이용한 많은 드레싱 제제들이 개발되었으며, 이들의 적응증과 사용법의 숙지가 창상 치유 전문가들의 한 역할로 남게 되었다.

1. 창상의 정의

　　피부는 상층부의 표피와 하층부의 진피로 이루어지며, 표피층은 주로 각질 세포(keratinocyte)로 이루어지고, 혈관이 없어 삼투와 확산을 통해 영양 공급을 받는 층이다. 진피층은 피부 부피의 대부분을 차지하며, 유연성, 탄력성, 장력 등 피부의 특성을 제공한다. 또한 표피에 영양분을 공급하여 표피를 지지하고 외부의 기계적 손상으로부터 몸을 보호하며, 수분을 저장하는 능력과 체온 조절의 기능이 있으며, 감각에 대한 다양한 수용체 역할을 하고 표피와 상호 작용에 의해 피부의 재생을 돕는다.

　　창상 깊이와 정도의 차이는 있으나, 창상이란 정상적인 피부 구조가 파괴된 상태를 말한다. 병리학적 관점에서는 피부 구조 중 표피를 지나 진피 조직 이상이 손상 받은 경우를 창상이라 한다. 창상의 분류는 분류 기준에 따라 여러 가지로 기술될 수 있는데 대표적으로는 다음의 몇 가지 분류 기준에 따른다.

　　첫째는 개방성(open)과 폐쇄성(closed) 창상으로 분류하는 것이다. 전자는 피부가 찢어지거나 결손이 생겨 피하조직 등이 노출된 경우로 절개창, 열상, 찰과상, 구멍상, 결손 등이 속하며 창상이라고 부르기도 한다. 후자는 피하조직이 노출되지 않은

표 1-1. 창상 치료의 역사

Neanderthal man	Extract of plants
Smith papyrus (1500 B.C. Egyptians)	Gum and goat's milk mixed mother'smilk
	Strips soaked in oil
Chinese (600–500 B.C.)	Extracts of tea leaves
Hippocrates (430 B.C.)	Swine's semen, resin, and bitumen
	Oak bark solutions
Celsus (ancient Rome)	Honey and bran
Galen (ancient Rome)	Vinegar or wine
Rhases (9th century)	Cold water
Paré (1517–1596)	Excision and ointments
David Cleghom (1792)	Vinegar and chalk poultice
Edward Kentish (1797)	Pressure dressings
Syme (1827)	Wool dressings
Lisfranc (1835)	Calcium chloride dressings
Passavant (1858)	Saline baths
Tomasalis (1897)	Salt water injections

경우로 타박상, 멍, 혈종 등이 포함된다. 이외에도 창상의 시간에 따라 급성창상과 만성창상으로 구분되며, 창상의 깊이 및 창상의 감염 여부에 따라 분류하기도 한다.

창상 치유를 위한 역사를 살펴보면 원시시대 네안데르탈인이 식물을 갈아 창상에 붙인 기록부터 지렁이, 이끼, 돼지 기름을 이용한 Paracelsus 허브에 초산을 섞어 수포를 예방했던 기록 등 다양한 노력들이 이루어져 왔으며, 현재에도 많은 노력이 이루어지고 있다.

2. 창상 치유 과정

조직이 어떤 원인으로 손상을 입게 되면 정상적인 생체리듬이 깨지게 되어 창상을 치유하려는 반응이 곧장 시작된다.

창상 치유의 과정은 1)혈액응고기, 2)염증기, 3)증식기, 4)성숙기의 4단계로 이루어지며, 창상 치유가 지연되는 경우를 제외하고는 대체로 21일 정도면 치유 과정이 종료된다. 이 4단계의 치유 과정은 모든 창상에서 볼 수 있으며, 각 단계는 명확한 구분없이 어느 정도 중첩되면서 연속적으로 진행된다. 치유의 속도와 정도는 조직에 따라, 창상의 정도에 따라 다르다. 일차 봉합술을 시행한 경우에는 정상과 비슷한 정도의 콜라겐이 축적되어 상피화와 창상 수축이 매우 적게 일어나지만, 창상이 벌어진 채 그대로 치유되도록 둘 경우에는 창상에 콜라겐이 많이 축적되고, 상피화가 넓은 부위에서 일어나며 창상 수축이 더 많이 일어나게 된다(그림 1-1).

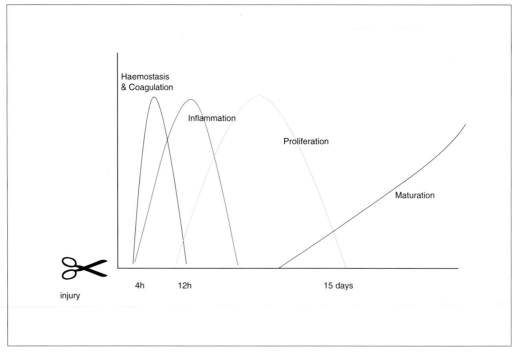

그림 1-1. 창상 치유 과정

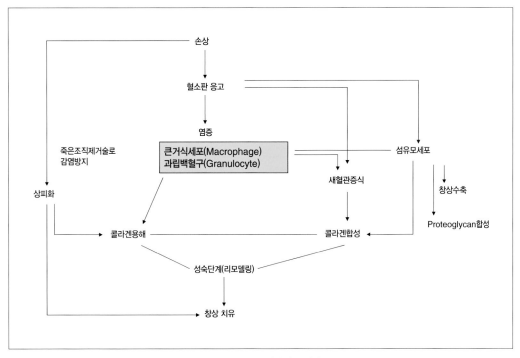

그림 1-2. 창상 치유 과정의 전체적 흐름

1) 혈액 응고기

손상 후 처음 몇 분 내에 혈액 내의 혈소판이 손상된 부위에 달라 붙기 시작하여, 활성화되면서 여러 화학 신호를 방출하여 응고를 촉진하게 된다. 이러한 과정은 혈소판을 서로 결합시키는 풀(glue)로 작용하고 메쉬를 형성히는 피브린(fibrin)의 활성화를 초래하게 되며, 혈관의 틈새를 막아서 출혈을 늦추거나 막는 역할을 하는 응고단계를 형성하게 된다.

2) 염증기

박테리아 및 다른 병원균이나 잔해와 함께 손상된 세포와 죽은 세포가 제거되는 시기이다. 백혈구가 파편을 삼켜서 파편을 먹는 식균 작용 과정을 통해 일어나며, 혈소판 유래 성장 인자는 창상으로 방출되어 증식기 동안 세포의 이동 및 분열을 일으키게 된다.

3) 증식기

혈관 신생 , 콜라겐 침착, 육아조직 형성, 상피화 및 창상 수축이 일어나는 시기이며, 혈관 내피 세포는 새로운 혈관을 형성하게 되고, 섬유아세포는 성장하여 콜라겐 및 피브로넥틴을 분비함으로써 새로운 세포 외 매트릭스(ECM)를 형성한다. 동시에 표피의 재 상피화가 일어나게 된다.

4) 성숙기

섬유아세포를 많이 가진 육아조직이 콜라겐 섬유로 꽉 찬 흉터조직으로 바뀌는 단계이며, 손상된 후 15일 정도에 시작하여 18개월 간 지속된다. 콜라겐은 피부 인장선을 따라 재배열되고 더 이상 창상 치유에 필요하지 않은 세포는 사멸되어 제거된다.

창상 치유 과정은 복잡할 뿐 아니라 여러 요인들에 의해 지연되기 쉬우며, 치유가 되지 않는 만성창상의 형성을 초래할 수 있으므로, 창상 치유 과정을 이해하고 적절한 드레싱 및 수술을 통하여 정상적인 창상 치유 과정이 일어나도록 해야 한다.

3. 창상 치유에 영향을 미치는 요소

창상 치유 과정에 영향을 미치는 요소들을 이해하여, 창상 치료에 필수적인 영양소들을 보충하여야 정상적인 창상 치유 과정이 일어나므로, 환자의 창상만 보는 것이 아니라 환자의 전체적인 상태를 이해하여 창상의 진행 과정을 예측하여 조치해야 한다.

1) 영양적 요인
- 단백질: 심한 만성 저단백혈증(hypoproteinemia)이 있으면 섬유증식이 안되고 collagen 형성과 혈관형성이 저하되어 창상 치유가 지연된다
- Vitamin C: proline의 hydroxylation에 필수적으로, 부족 시 collagen 생성이 저하된다.

표 1-2. 창상 치유에 영향을 미치는 요인

Local and systemic factors that impede wound healing	
Local factors	Systemic factors
Inadequate blood supply	Advanced age and general immobility
Increased skin tension	Obesity
Poor surgical apposition	Smoking
Wound dehiscence	Malnutrition
Poor venous drainage	Deficiency of vitamins & trace element
Presence of foreign body	Systemic malignancy
Continued presence of micro-organism	Shock
Infection	Chemotherapy and radiotherapy
Excess local mobility	Immunosuppressant drug
	Corticosteroids, anticoagulants
	Inherited neutrophil disorders
	Inherited macrophage activity

- 외상환사나 중환사에게는 내개 vitamin C 결핍현상이 나타나기 때문에 보충해주는 것이 바람직하다.
- Vitamin A: 표피재생 촉진시키며, corticosteroid와 vitamin E의 나쁜 영향을 감소시킨다.
- 무기질: 아연, 마그네슘, 철 등이 부족하면 창상 치유가 지연된다.

2) 환경적 요인
- Hypovolcmia: 조직산소분압이 저히되고 창상 치유기 지연된다
- Hypoxia: 콜라겐 합성을 저하시키고 감염 방어 능력도 저하된다.
  열은 창상의 신진대사를 증가시켜 창상 치유에 해롭고, 한냉은 혈관 수축과 적혈구 응집을 일으키기 때문에, 실험 상 30-32℃에서 가장 잘 치유된다.

3) 질병상태
- 감염: 염증기를 연장시키고 창상의 산소분압을 저하시켜 창상 치유를 지연시킨다.

- Atherosclerosis & thrombosis: 국소허혈과 저산소혈증으로 창상이 잘 치유되지 않는다.
- 당뇨병: atherosclerosis, microvascular disease로 국소조직의 허혈, 생체 저항력 약화로 감염되기 쉽고 창상 수복에 필요한 당질과 에너지 공급의 부족 등으로 창상 치유가 지연된다.
- 황달 및 요독증(uremia): 영양 섭취가 잘 되지 않아 dehiscence나 hernia가 유발되기 쉽고 육아조직의 부족, 섬유아세포 활성의 억제 등으로 창상이 치유되기 어렵다.
- 악성종양 및 방사선조사: 악성종양이 있는 경우 대사장애로 단백질 및 칼로리가 부족해지고 창상의 당김힘이 약화되며, 방사선치료를 받으면 DNA가 파괴되고 섬유조직형성과 신생혈관증식이 저하된다.
- 겉질스테로이드(corticosteroid): 섬유아세포 이동 억제, propyl hydroxylase 활성 억제, collagenase 활성 증가, 염증기의 연장으로 창상 치유를 억제한다.

3. 창상의 분류

1) 창상의 보유 기간에 따른 분류

창상의 보유 기간에 따라 급성창상과 만성창상으로 구분된다. 급성창상의 경우 소독의 개념이 의학에 도입된 이후 많은 변화를 일으켰으며, 급성창상의 창상 세척의 중요성을 대두 시켰다. 임상적으로 조직 1g 당 세균 수가 10^5 이상이면 조직의 감염이 일어나며, 만약 이물질이 있는 경우 100 이하라도 감염이 일어나므로 급성창상에서 세균 수를 감소시키기 위한 창상의 세척은 매우 중요하다.

만성창상은 창상 치유의 정상적인 단계로 진행되지 않는 경우이며, 보통 3개월 이내에 치유되지 않는 창상은 만성으로 간주된다. 만성창상은 창상 치유 단계 중 하나 이상에서 머물러 있는 경우가 많으며, 염증 단계에 머물러 있는 경우가 많다. 이러한 염증 단계를 극복하고 치유 과정을 진행하기 위해 박테리아 부담, 괴사 조직 및 전체 창상의 수분 균형과 같은 여러 요인을 해결해야 한다.

2) 창상의 원인에 따른 분류

(1) 당뇨발(Diabetic Foot Ulcer)

①정의

당뇨병을 가지고 있는 사람은 신경병증과 말초동맥질환을 동반하며 하지
에 발생하는 감염, 궤양 또는 발의 깊은 조직의 괴사를 동반한다.

②병태생리

당뇨발의 발생 및 치유장애의 원인은 말초신경장애와 말초혈관 손상이다.
신경장애는 발의 보호 감각을 상실하게 함으로써 발 모양을 변형시키고 이
로 인해 발생한 창상에 둔감하게 하여 창상을 악화시킨다. 또한 혈관장애
로 인하여 산소와 영양분 공급이 원활하지 못하여 치유가 늦어지는 원인이
된다.

③진단

먼저 환자의 당뇨병과 관련된 내과적 검사가 매우 중요하다. 창상에 대해
서는 먼저 감염 여부를 경험적으로 판단하고, probing으로 창상의 깊이나
범위를 확인한다. 특히 뼈가 닿는다면 뼈의 감염을 의심하고 bone scan 또
는 MRI 등의 골수염을 확인할 수 있는 검사를 계획한다. 또한 하지의 혈관
상태를 정확히 확인할 수 있도록 한다.

④분류

많이 사용되는 분류법이 세 가지가 있는데, 이는 UT grading 시스템,
Wagner 분류법, PEDIS grading 분류법이다. 창상을 직접 관리하는 창상
전문가가 선호하는 분류법을 사용하면 된다.

⑤치료의 기본 원칙/주의 사항

내과적 교정으로서 철저한 당, 전해질 조절과 심혈관계, 신기능에 대한 철
저한 검사가 요구된다. 창상 관리를 위해선 적절한 항생제 선택을 위한 올
바른 조직 채취, 필요한 경우 즉각적인 변연절제술 및 적절한 드레싱 선택,
최종으로 창상이 완전히 치유될 때까지 지속적인 창상 관리가 필요하다.
하지 허혈에 대한 교정은 혈관 상태를 검사해서 필요한 경우 endovascular
angioplasty 혹은 bypass surgery를 시행하도록 한다.

(2) 욕창(Presure Injury)

①정의

뼈의 돌출 부위나 몸무게가 실리는 부위 등에 지속적인 압력이 가해져 발생하는 혈류장애나 자극으로 인해 피부조직이 괴사하여 생기는 궤양이다.

②병태생리

욕창 발생의 주된 요인은 조직의 혈액공급 부족인 국소적 허혈이다. 신체의 일정한 부위에 지속적인 압력이 가해졌을 때 혈관의 순환장애가 발생하는데, 혈액이 조직에 도달하지 못하면 세포에 산소와 영양분 공급이 차단되며, 세포 안에 신진대사 노폐물이 축적되어 조직이 괴사한다.

주된 요인으로 뼈 돌출 부위에 있는 부드러운 조직이 너무 오래 압박을 받아 발생하지만, 압력 이외에도 여러 가지 복합적 요인들, 즉 부동자세, 신경손상, 피부노화, 영양불균형, 발생부위의 습도(실금 등), 마비유무, 만성질환 또는 의식 수준 저하 등이 발생을 증가시키고 있다.

③진단

모든 피부궤양 가운데 압력궤양이 차지하는 비율은 그리 높지 않기 때문에 압력과는 상관이 없는 피부궤양과의 감별이 요구된다.

다시 말하면 발에 궤양이 있는 경우에는 압력궤양과 유사한 궤양, 즉 허혈궤양, 정맥울혈궤양, 당뇨병성 궤양, 봉와직염, 괴사근막염(necrotizing fasciitis)과의 감별 진단이 필요하다. 환자의 병력이 감별하는데 중요하며, 일반적으로 압력궤양은 압력이 가해지는 부위에 잘 발생한다.

④분류

욕창을 분류하는 다양한 방법 가운데 가장 많이 쓰이는 것은 NPUAP (National Pressure Ulcer Advisory Panel)에 의한 분류법이다(표 1-3).

⑤치료의 기본 원칙/주의 사항

우선적으로 욕창 발생의 원인 요소를 파악하여 제거함과 동시에 창상 치유에 도움이 되도록 전신 상태를 향상시키는 것이 중요하다.

국소 치료는 괴사 조직의 제거가 중요하며 감염이 있는 경우 적절한 처치를 병행하여야 한다. 과도한 진물을 흡수시키고 욕창 부위를 습윤하게 유지하는 등, 창상 치유가 빠른 환경을 형성하도록 한다.

표 1-3. 욕창의 분류

분류	특징
1 단계	표피는 온전하나 압박하였을 때 하얗게(창백하게) 되지 않는 홍반
2 단계	표피가 소실되고 진피의 일부가 손상
3 단계	표피, 진피와 피하조직까지 침범
4 단계	근막, 근육, 뼈와 인대까지 침범
단계측정불가/미분류	전층 피부손상이나 창상기저부가 부육 또는 건조가피로 덮여 있어 손상된 조직의 깊이가 불명확함
심부조직손상	보라색 또는 갈색으로 변색된 국소 부위 또는 혈액이 찬 수포가 존재

출처: National Pressure Ulcer Advisory Panel(2016)

(3) 외상(Traumatic Wound)

① 정의

외부적 요인에 의해 피부 또는 피부하부조직까지 손상되어 절상, 열상, 자상 등의 형태로 나타나는 창상.

② 병태생리

외상 창상은 다음과 같은 다양한 원인에 의해 발생하며, 절개상의 경우 일반적으로 칼에 의해 발생. 보통 절개상은 절개부위가 깨끗하다.

찰과상은 피부기 긁히거나 벗겨져서 발생하며, 자갈, 모래, 유리와 같은 파편이나 잔해가 창상에 남아있는 경우가 많다. 사고 등 외력에 의한 창상은 자동차 사고에 의한 창상이 대부분, 신체 일부분이 급작스럽게 부딪쳐서 찢기거나 잘리는 창상이다.

③ 진단

우선 전신의 표면을 살피고 근, 골, 신경계가 제대로 반응하는지를 파악한다. 어떻게 외상을 입었는지에 따라 X-rays, CT scan, sonography 등을 통해 내부에 출혈이나 창상이 발생했는지 조사한다.

④ 분류

외상은 경우에 따라 중증도, 창상 발생 부위, 또는 창상 발생 요인에 의해 분류한다.

⑤ 치료의 기본 원칙/주의 사항

생명을 위협하는 요소가 존재하는지를 우선적으로 점검한 후, 출혈이 발생했다면 지혈을 우선적으로 진행한다. 응급치료일 경우 창상에 대한 처치가 가능한 한 빨리 이루어져야 성공률을 높일 수 있다.

(4) 정맥성궤양(Venous Ulcer)

① 정의

만성적 정맥 부전으로 발생하는 하지의 궤양이다.

② 병태생리

정맥 고혈압에 따른 정맥의 팽창과 정맥 밸브의 기능 부전으로 만성적인 정맥의 역류 상태가 발생하며, 이는 정맥벽과 정맥 밸브의 구조적인 변화를 일으켜 궁극적으로 모세 혈관의 혈압상승, 하지 부종으로 진행하여 만성 정맥 부전 상태가 초래되고, 여기에 염증반응이 수반되어 정맥성궤양이 발생한다.

③ 진단

환부의 신체 검사를 통해 임상적으로 진단하고, Color Duplex 초음파 검사로 확진한다.

④ 분류

정맥성궤양은 만성 정맥 부전의 임상 양상 중 하지의 피부에서 발현되는 증상의 일부이므로, 분류 체계는 만성 정맥 부전의 분류인 Clinical-Etiology-Anatomy- Pathophysiology (CEAP)를 따른다.

⑤ 치료의 기본 원칙/주의 사항

Color Duplex 초음파로 정확히 진단하여 동맥성궤양이 아님을 반드시 확인 후 압박 요법으로 치료하는 것이 중요하다. 더불어 창상 치유에 도움이 되는 습윤 환경을 유지하는 드레싱 제제를 선택하는 것이 좋으며, 진물 조절 능력이 있고, 드레싱 제거가 쉬운 foam 제제가 hydrocolloid 제제보다 다소 우월할 수 있다.

(5) 동맥성궤양(Arterial Ulcer)

① 정의

급만성 동맥성 허혈에 의해 발생하는 하지궤양이다.

② 원인

말초혈관 폐쇄성 질환(폐쇄성 동맥경화, 폐쇄성 혈전혈관염 등), 급성 순환 부전(저혈액량쇼크, 동맥파열, 구획증후군 등), 또는 혈관수축제의 사용에 따른 말초 혈액순환장애로 인하여 조직에 전달되는 산소 및 영양의 공급부족으로 발생한다.

③ 진단

허혈성 하지 통증, 사지의 허혈성 괴사 등의 증상이 있는 환자에서, ABI (Ankle Brachial Index), Angiography, TcPO2 (Transcutaneous tissue oxygen pressure), Arterial Doppler 테스트 등을 통해 혈류를 측정하여 진단한다.

④ 분류

동맥성궤양은 말초동맥 질환의 임상 양상 중 피부에서 발현되는 증상의 일부이므로, 분류 체계는 말초동맥 부전의 분류인 Fontaine and Rutherford 분류를 따른다.

⑤ 치료의 기본 원칙/주의 사항

창상의 효과적 치료와 혈류회복을 위해 금연하는 것이 중요하다. 감염과 괴사 조직에 대한 적절한 치치기 필요히고, 혈관제생술을 통해 혈류를 학보하도록 한다.

(6) 화상(Burn)

① 정의

뜨거운 열이나 빛, 화학약품, 마찰로 인한 피부 손상이다.

② 병태생리

피부 화상 초기에는 열로 인한 피부 단백질의 변성, 피부 혈류장애 등이 초래되며, 이후 손상 정도에 따라 홍반, 수포, 괴사, 가피 등의 양상이 나타난다.

③ 진단

열원의 온도, 접촉시간, 체표면 중 화상 범위가 화상의 중증도를 결정하는 요인이며 아래의 분류기준에 의거하여 해당사항을 확인한다.

④ 분류

화상의 깊이에 따라 이후 자발적 회복 가능 여부, 수술적 치료 필요성, 반흔 등 후유증 발생 여부가 결정되므로 화상의 깊이에 따른 분류는 매우 중요하며, 피부의 조직학적 구조를 기준으로 아래와 같이 분류한다(표 1-4).

⑤ 치료의 기본 원칙/주의 사항

화상 발생 시 초기에는 환부를 차가운 생리식염수로 빠르게 식혀주는 것이 중요하다. 화상 발생 30분 이내에 환부를 차갑게 해주는 것은 조직 손상과 조직 회복 시간을 경감시키고 통증을 완화하는데 효과적이기 때문이다.

화상 상태별로 적절한 드레싱이 이루어지기 전 이물질, 혈종, clot, 죽은 조직을 제거해야 한다.

(7) 수술 봉합 부위(Surgical Suture Wound)

① 정의

외상 혹은 수술을 위한 절개로 발생된 창상이 수술적으로 봉합된 부위이다.

표 1-4. 화상의 분류

분류	특징
1도 화상	피부의 표피층 침범, 홍조로 나타나며 수포는 관찰되지 않는 경우
표재성(superficial) 2도 화상	피부의 papillary dermis를 침범, 작은 여러 개의 수포관찰, 피부의 capillary refill은 정상
심재성(deep) 2도 화상	피부의 reticular dermis를 침범, 큰 수포 관찰되며 피부의 혈액순환 장애(sluggish or no capillary refill)관찰
3도 화상	피부의 전층 손상, 혈액순환이 없는 흰색 가죽같은 혹은 탄화되어 검게 된 양상 관찰

② 원인 및 증상

감염의 증거가 없거나 피부와 연부조직의 결손이 없는 열상의 경우, 혹은 피부 절개를 통한 수술을 시행한 경우 피부를 봉합하게 된다.

봉합을 하게 되면 봉합 부위는 1–2주 안에 적정 수준의 장력을 갖게 되면서 낫게 되지만, 환자의 건강 상태, 수술법, 수술주변부의 상태 등에 따라 봉합 창상이 낫지 않고 벌어지거나 염증이 생겨 재수술을 하게 되는 경우가 있어 주의를 요한다.

③ 진단

우선, 환자의 전신 상태나 수술 부위의 혈액 순환을 평가하는 것이 필요하다. 이러한 평가는 수술 전이나 봉합 전에 이루어져야 하며, 이를 통해 봉합 창상이 벌어질 확률을 예측할 수 있게 되고, 이를 예방할 수 있는 방법을 창상 봉합 직후에 적용하여야 한다.

수술 전에 환자가 당뇨, 고혈압, 혈액 순환 장애, 비만, 결체조직 질환 등을 앓고 있는지 혹은 흡연자이거나 같은 부위를 수차례 수술한 경력이 있는지, 절개 부위의 피부 상태가 어떤 지를 알아야 한다.

④ 치료의 기본 원칙/주의 사항

봉합 부위의 창상을 깨끗하게 유지하고 과도한 압박은 최소화 한다. 봉합 부위 안쪽에 혈종이나 수액이 고이게 되면 세균이 자라 염증이 생기거나 봉합 부위가 벌어질 확률이 증가하게 되므로 치료 시 마다 혈종이나 수액이 있는지 확인해야 힌다.

봉합 부위의 피부 사이에 피나 피딱지가 되면 창상이 낫는데 방해가 되므로 치료 시 마다 식염수로 닦아 제거해 주는 것이 좋다. 피부 사이로 피가 조금씩 흘러 나오는 경우라면 적절한 압박과 함께 혈액과 수액을 적절히 흡수하면서 딱지가 생기지 않도록 창상 치료제로 덮어 습윤 환경을 유지하는 것이 바람직하다.

수술 부위 혹은 전신의 혈액순환 저하가 의심되는 상태에서는 같은 부위의 반복적인 절개로 혈액순환이 떨어지거나 수술 부위 혈관이 손상된 상황에서 수술을 시행해야 하는 경우가 있다. 창상의 혈액순환을 좋게 하기 위해 cyclic mode의 음압 창상 치료를 시도할 수 있다.

(8) 열개창(Wound Dehiscence)

① 정의

수술 창상의 피부층이 분리되어 생긴 수술 후 합병증이다.

② 원인 및 증상

열개창이 발생하는 원인으로는 창상 부위나 봉합 부위의 감염, 봉합 부위의 압력, 너무 조이는 봉합, 창상 부위의 외상, 부적절한 봉합, 고농도의 스테로이드 제제의 장기 사용, 심각한 비타민 C 결핍 등이 있다.

증상으로는 창상의 진물 노출, 통증, 창상 주위의 부종, 발적, 열감, 벌어진 수술 창상, 창상 밖으로 지방, 근육, 장기 등의 돌출, 수술 봉합 부위 가장 자리의 분리 등이 있다.

③ 진단

창상 조직 배양검사, 혈액 검사, 영상검사(X-ray, ultrasound, CT) 등을 통해 진단이 가능하다.

④ 분류

부분 열개는 표면의 피부나 절개된 조직의 일부만이 벌어진 상태이며, 완전 열개는 절개조직 전층이 벌어진 상태로서 하부조직이나 기관 등이 노출된 상태이다.

⑤ 치료의 기본 원칙/주의 사항

감염 예방을 위하여 적절한 경우 드레싱을 자주 교환하고, 창상 치유 및 감염의 예방 효과를 높이고 새살이 잘 차오르게 하기 위해서 적당한 시기에 창상을 공기에 노출시킨다.

감염되고 괴사된 조직이 있다면 외과적으로 제거하고 창상의 감염 조절 및 긴장도의 감소 시 창상을 재 봉합하고 필요하다면 복대를 사용하여 긴장도 완화에 도움이 되도록 한다.

(9) 종양창상(Cancerous Wound)

① 정의

피하에 존재하던 암세포들이 피부를 뚫고 나와 생긴 창상으로 수술이 불가능한 악성 병변이다.

② 원인 및 증상

가장 흔한 징후로서 진물이 흐르고, 악취를 풍기며 통증, 출혈, 가려움을 동반한다.

③ 진단

종양을 확인하기 위한 조직학적 검사를 실시하고, 세포 배양을 통해 악취의 원인인 혐기성 미생물의 존재 여부를 조사한다.

④ 치료의 기본 원칙/주의 사항

치료의 목적은 암의 진행 정도, 환자의 상태 등에 따라 달라질 수 있다. 종양의 진행을 멈추기 위한 치료, 혹은 말기 환자의 경우 단지 환자의 고통을 줄이기 위한 치료가 행해질 수 있다. 하지만 어느 경우이든, 종양 창상은 병변 자체 만큼이나 통증, 냄새, 출혈 등으로 인한 고충이 크므로 이러한 증상을 경감시키는 방향으로 치료가 진행되어야 할 것이다.

3) 창상 내의 미생물의 존재 정도에 따른 분류

창상 내 미생물의 존재(bacterial burden)는 다양한 미생물의 상호 작용 때문에 어느 정도 이상이 되면 창상 치유 과정에 악영향을 미칠 수 있으며, 보통 다음과 같이 구분한다.

- 오염(contamination): 창상에 증식하지 않는 세균들이나 이물질들이 존재하며 피할 수 없는 상태이다.
- 세균집락 형성(colonization): 창상에 증식하는 세균들이 상주를 하지만, 조직 손상은 없는 상태로 숙주로부터 염증 반응이 없다.
- 세균중증집락화(wound critical colonization): 창상에 균의 집락화가 가속화되어 숙주에 위협을 줄 정도로 심화되지만 세균이 연조직까지 침투하지는 않은 상태이다.
- 감염(wound infection): 창상에 증식하는 세균들이 상주하며 조직 손상을 일으키는 상태로 숙주로부터 염증 반응이 있다.

5. 드레싱의 정의

드레싱이란 창상에 적용하여 창상 치유를 돕고 창상에 위해 되는 환경으로부터 창상을 보호하는 작용을 하는 패드 또는 이에 상응하는 것으로, 창상에 접촉하여 작용한다는 것이 일반 붕대 종류와는 다른 것이다.

드레싱은 창상의 종류, 심각도, 위치에 따라 수 많은 목적이 있지만 공통되는 목적은 회복을 빠르게 하면서 위해를 가하지 못하도록 창상을 보호하는 것이다. 드레싱의 주요 목적은 1)출혈 방지, 2)감염으로부터 보호, 3)삼출물 흡수, 4)통증 완화, 5)창상 괴사조직 제거, 6)심리적 스트레스 제거이며, 이러한 작용을 통해 창상을 보호하고 적절한 환경을 조성하여 육아조직 생성과 상피화를 촉진시켜 창상 치유에 도움을 주는 것이다.

20세기 George Winter가 적절한 습윤 환경 조성이 창상 치유에 도움을 준다는 발표 이후 습윤 환경 조성을 위한 많은 드레싱 제제들이 개발되고 있으며, 과거 사용되고 있던 거즈 드레싱제의 단점, 즉 제거 시 창상에 달라 붙으며, 흡수력 한계에 따른 잦은 드레싱 교환, 창상 온도 저하 등을 극복하는 드레싱 제제들이 개발되고 있다.

References

1. Akaishi S, Akimoto M, Hyakusoku H, et al. The tensile reduction effects of silicone gel sheeting. Plast Reconstr Surg 2010; 126: 109.

2. Carrie Sussman. Wound care. 3rd edition. A collaborative practice manual for health professionals. 2007.

3. Cronenwett JL, Johnston KW, Rutherford RB. Society for Vascular Surgery (U.S.). Rutherford's vascular surgery. 7th ed. Philadelphia, PA: Saunders/Elsevier. 2010.

4. DH Shin. D+Wound Solution. Indications and the D+Wound solution. 2014.

5. Fontaine R, Kim M, Kieny R. [Surgical treatment of peripheral circulation disorders]. Helv Chir Acta 1954; 21: 499.

6. Fry DE. A systems approach to the prevention of surgical infections. Surg Clin North Am 2009; 89: 521.

7. Hamdan A. Management of varicose veins and venous insufficiency. JAMA 2012; 308: 2612.

8. Hong JP, Kim YW, Jung HD, et al. The effect of various concentrations of human recombinant epidermal growth factor on split-thickness skin wounds. Int Wound J 2006; 3: 123.

9. JS Kang. Plastic Surgery. 3rd edition. Wound healing and wound care. 2004.

10. Cohen IK. Wound healing. Structural and regulatory components of wound healing. 1992.

11. Kim EK, Hong JP. Efficacy of negative pressure therapy to enhance take of 1-stage allodermis and a split-thickness graft. Ann Plast Surg 2007; 58: 536.

12. O'Meara S, Martyn-St James M. Foam dressings for venous leg ulcers. Cochrane Database Syst Rev 2013; 5: 1.

13. Orgill DP, Ogawa R. Current methods of burn reconstruction. Plast Reconstr Surg 2013; 131: 827.

14. Sen CK, Roy S. Wound healing. In: Neligan PC, ed. Plastic surgery. 3rd ed. London: Elseviser. 2013.

15. Sabiston DC, Townsend CM. Sabiston textbook of surgery : the biological basis of modern surgical practice. 19th ed. Philadelphia, PA: Elsevier/Saunders; 2012.

16. Stavrou D, Weissman O, Winkler E, et al. Silicone-based scar therapy: a review of the literature. Aesthetic Plast Surg 2010; 34: 646.

Chapter

2

Types of Dressing

장정우

드레싱은 기본적으로 창상을 청결하게 유지하여 감염을 줄이고 육아조직 (granulation tissue)의 형성을 촉진하여 빠른 치유를 유도하는 행위이다. 최선의 치료를 위해서는 창상의 상태에 가장 적합한 종류의 드레싱을 선택하여 적용하여야 한다. 앞 장에서 다양한 창상의 분류에 대해서 다루었다면 본 장에서는 드레싱의 종류에 대해서 기술하려고 한다. 창상의 종류와 양상이 모두 달라서 그에 적합한 드레싱의 종류도 매우 다양하다.

드레싱을 선택하기에 앞서 선행되어야 할 과정은 창상에 대한 평가이다. 창상의 상태를 파악한 뒤, 과연 드레싱을 바로 시작해도 좋은 상태인지 혹은 어떠한 종류의 드레싱이 적합할지 결정하여야 한다.

만약 창상에서 괴사 조직이 관찰된다면 드레싱에 앞서 수술적 방법을 통해 변연 절제(debridement)를 하여 괴사 조직을 걷어낼 필요가 있다. 또한 창상에서 채취하여 시행한 균 배양 검사를 통해 창상에 감염이 있는지 여부도 알아내야 한다.

창상 주변 조직의 색깔을 살펴보고 혈류 관련 검사를 통해 파악한 창상의 혈류 상태도 창상 평가의 중요한 지표이다. 창상의 깊이와 창상에서 생성되는 삼출물의 유무도 파악되어야 한다. 창상의 상태가 파악되면 창상의 상태에 적합한 드레싱을 선택한다. 기본적으로 창상 치유는 collagen 합성과 상피조직(epithelium) 재생을 통하여 이루어진다. 드레싱은 이를 방해하는 세균, 삼출물 등을 제거하고, 적절한 습윤 상태를 유지하여 조직 재생을 빠르게 하는데 주목적이 있다.

창상 치료는 궁극적으로 치유에 방해가 될 만한 요소를 제거하고 부족한 부분을 보충하면서 이루어져야 한다. 창상의 상태에 적합한 드레싱이라 함은 결국 각기 다른 창상의 상태를 빠른 치유의 상태로 유도할 수 있는 드레싱을 의미한다. 이를 위해 평소에 다양한 드레싱의 종류를 숙지하고, 이들을 다양한 종류의 창상에 적용할 수 있는 준비가 되어 있어야 한다.

드레싱의 종류는 다양한 기준에 따라 나누어 볼 수 있다. 분류 기준은 드레싱의

표 2-1. 드레싱의 분류 기준

분류 기준	드레싱 종류
습기의 정도에 따른 분류	습윤 함유 드레싱(moist-retentive dressing)
	습건식 드레싱(wet-to-dry dressing)
	습식 드레싱(wet-to-wet dressing)
	건식 드레싱(dry dressing)
투과성에 따른 분류	폐쇄 드레싱(occlusive dressing)
	반폐쇄 드레싱(semi-occlusive dressing)
	반개방 드레싱(semi-open dressing)
	개방 드레싱(open dressing)
적용 형태에 따른 분류	일차 드레싱(primary dressing)
	이차 드레싱(secondary dressing)
기타 특수 드레싱	음압 치료(negative-pressure wound therapy)

기능에 따를 수도 있고, 드레싱의 형태에 따를 수도 있다.

기능에 따라 분류한다면 습기를 유지하는 정도에 따른 분류나, 액체와 가스를 투과시키는 정도에 따른 분류를 생각할 수 있다. 형태에 따라 분류한다면, 일차 드레싱과 이차 드레싱을 구분하는 적용 형태에 따른 분류를 생각할 수 있다. 이들과는 별개로 음압 치료(negative-pressure wound therapy)와 같은 특수한 개념의 드레싱도 존재한다(표 2-1).

현재 드레싱 시장에는 수없이 많은 드레싱제들이 상품화되어 판매되고 있다. 각각의 특성과 형태가 모두 다른 만큼 사용에 있어 혼선이 유발될 수도 있다. 드레싱을 시행하는데 있어서는 드레싱제를 선택하기에 앞서 드레싱의 종류를 먼저 선택하고, 선택된 드레싱의 종류에 맞추어 드레싱제를 선택하는 습관을 들여야 할 것이다.

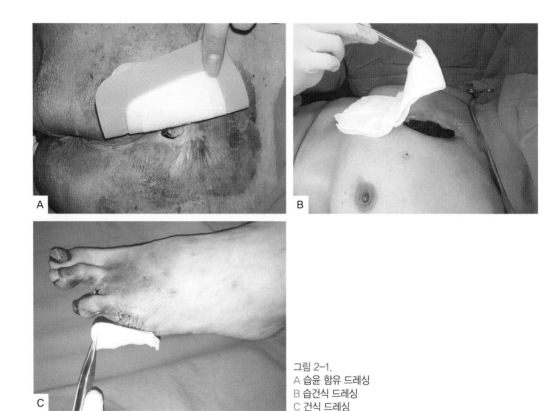

그림 2-1.
A 습윤 함유 드레싱
B 습건식 드레싱
C 건식 드레싱

1. 습기의 정도에 따른 분류

적절한 습윤 상태를 유지하는 것은 현대적 창상 치료의 기본으로 여기어진다. 적정 수준의 습윤 상태가 창상 치유 속도를 높이고 우수한 미용적 효과를 가져오기 때문이다. 습윤 함유 드레싱(moist-retentive dressing)은 삼출물 등으로 형성된 창상의 습기를 적정 수준으로 유지하는 드레싱을 의미한다(그림 2-1, A).

삼출물의 양이 많을 시에는 습기를 흡수하는 능력이 좋은 드레싱제를 이용하여 창상을 좀 더 건조하게 만들어 주고, 창상의 습기가 비교적 적은 상태에서는 습기를 제공하는 능력이 좋은 드레싱제를 이용하여 창상을 좀 더 습윤하게 만들어 준다. 제제 간의 습기 유지 능력은 창상 기저부에서 습기를 배출시키는 능력인 투습도(Moisture Vapor Transmission Rate, MVTR)의 차이를 통해 설명된다.

적절한 수준의 습윤 상태를 유지하기 위해서는 건조한 창상에는 낮은 투습도의 제제를 사용하고, 눅눅한 창상에는 높은 투습도의 제제를 사용하는 것이 일반적이다.

이와 상대적인 개념으로는 습건식(wet-to-dry) 드레싱이 있다(그림 2-1, B). 이는 창상의 상태를 극단적으로 건조하게 만드는 효과가 있다. 일반적으로 거즈와 같은 제제에 베타딘이나 생리식염수를 적셔서 사용한다. 적셔진 물질이 마르는 과정에서 창상을 건조하게 만드는데, 건조해진 거즈를 제거할 때 조직이 달라붙어 기계적 변연절제(mechanical debridement)가 가해진다. 제거해야 할 괴사조직이 있는 경우에는 유용하나, 변연절제의 과정이 비특이적이기 때문에 괴사조직만이 제거되는 것이 아니라 정상적으로 형성된 육아조직도 같이 제거된다는 단점이 있다. 또한 떼어 내는 과정에서 환자에게 통증을 주는 것도 큰 단점이다.

비슷한 방식으로 이루어지는 드레싱으로 습식(wet-to-wet) 드레싱이 있다. 거즈와 같은 제제에 생리식염수 등을 적셔서 사용하는데, 습건식 드레싱과의 차이점은 드레싱의 교체를 적셔진 거즈가 건조해지기 전에 시행한다는 것이다. 습식 드레싱은 청결한 개방성 창상에 적용하여 청결한 환경을 계속 유지하는 것이 목적이다.

건식(dry) 드레싱은 습건식 드레싱과 비슷한 형식의 드레싱이지만 거즈를 사용 시 다른 물질에 적시지 않는다는 차이가 있다(그림 2-1, C). 건조한 거즈 등을 이용하여 창상의 삼출물을 흡수할 수 있고 창상 외부로부터 창상을 보호하는 기능만을 갖는다.

2. 투과성에 따른 분류

액체와 가스의 통과 정도에 따라 드레싱을 분류할 수 있다. 폐쇄(occlusive) 드레싱은 물과 가스, 세균 모두를 투과시키지 않는 제제를 이용하여 창상을 덮는 드레싱을 말한다. 이는 창상 외부의 유해한 물질로부터 창상을 보호할 수 있다. 또한 창상을 외부로부터 단절함으로써 습윤한 환경을 조성할 수 있고, 인위적으로 창상에 산소결핍을 유발하여 활성인자(cytokine)의 생성 및 혈관 신생이 가속화되어 창상 치유를 빠르게 한다.

반폐쇄(semi-occlusive) 드레싱은 가스는 투과시키나 액체와 세균은 투과시키지

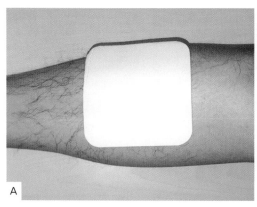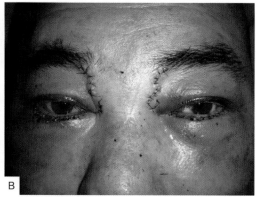

그림 2-2. A 반폐쇄 드레싱. 일반적으로 foam의 바깥면은 반폐쇄 투과성의 물질로 구성된다.
B 개방 드레싱. 눈주변의 수술 창상은 환자의 불편감을 최소화하기 위하여 개방을 해 두는 경우가 많다.

못하는 드레싱제로 창상을 덮는 드레싱을 의미한다(그림 2-2, A). 폐쇄 드레싱과 마찬가지로 외부의 유해한 물질로부터 창상을 보호할 수 있고, 습윤한 환경을 조성하는 것이 가능하다. 폐쇄 드레싱의 장점을 취하는 동시에 창상 내부에서 세균 등에 발생한 유해 가스를 창상 외부로 배출하는 것이 가능하다. 현재 많은 폐쇄 드레싱제들이 개선을 거쳐 반폐쇄의 형태로 다시 출시되는 양상이다.

반개방(semi-open) 드레싱은 드레싱제로 창상을 덮고, 액체와 가스가 모두 투과 가능한 드레싱이다. 거즈와 같은 드레싱제로 창상을 덮을 경우 삼출물의 흡수가 매우 제한적이기 때문에 결과적으로 외부와 액체 및 가스의 교환이 이루어진다. 단순히 창상과 외부 환경을 분리할 수 있는 기능이 있지만 외부 환경으로부터 창상을 보호하는 기능은 매우 제한적이다.

개방(open) 드레싱은 창상을 닦은 후 덮지 않고 열어 두는 드레싱을 의미한다(그림 2-2, B). 드레싱제를 이용하여 따로 덮지 않기 때문에 창상은 외부와 액체, 가스 등을 자유롭게 교환한다. 외부 환경에 노출된 창상은 쉽게 건조해진다. 외부로부터 보호받지 못하기 때문에 개방형 창상보다는 어느 정도 치유가 진행된 수술 창상(surgical wound)의 치료에 적합하다.

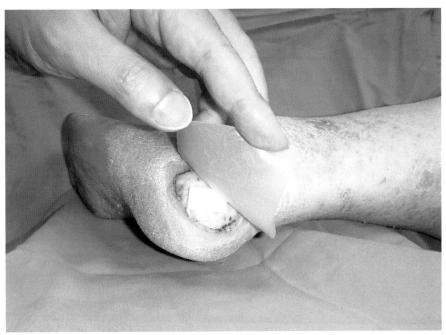

그림 2-3. 창상의 삼출물 흡수를 위해 안쪽에 사용된 hydrofiber는 일차 드레싱의 역할을 하고, 드레싱의 고정을 위해 바깥쪽에 사용된 hydrocolloid는 이차 드레싱의 역할을 한다.

3. 적용 형태에 따른 분류

드레싱의 적용 형태에 따라 일차(primary) 드레싱과 이차(secondary) 드레싱으로 나눌 수 있다(그림 2-3). 일차 드레싱은 창상 부위에 직접 적용되는 드레싱으로, 삼출물의 흡수나 습윤 유지와 같은 드레싱 본연의 역할을 수행하게 된다. 반면 이차 드레싱은 일차 드레싱의 고정력을 증가시키고 안정성을 높이기 위해 추가적으로 시행하는 드레싱으로, 주로 일차 드레싱에 쓰인 제제가 접착력이 없어 창상에 고정되지 못할 때 사용된다.

4. 기타 특수 드레싱

음압 치료(negative-pressure wound therapy)는 주로 욕창과 같은 공간 형태의 창상이나 광범위한 개방성 창상에 사용되는 드레싱으로 창상에 음압을 걸어 치유 속도를 높인다(그림 2-4). 스폰지, 반투과성 필름, 빨판, 음압기로 구성되며, 전체적으로 창상에 습윤한 환경을 조성하는 동시에 혈류를 증가시키고 부종을 감소시킨다. 염증을 감소시키고 세포 증식을 촉진하여 육아조직의 형성을 가속화 한다.

창상의 삼출물을 제거하고 세균의 증식을 막는 효과도 있지만 삼출물과 세균이 다량인 급성 감염에서는 사용을 자제하는 것이 좋다. 적용 전에는 반드시 괴사 조직에 대한 변연절제가 필요하며, 혈관 노출 부위, 악성 신생물 주변에는 적용이 금기시 된다. 당뇨발 궤양과 같이 혈류가 저하된 창상에는 음압의 세기를 조절하여 혈류 저하가 오히려 악화되는 상황을 막아야 한다. 오늘날 음압 치료는 만성창상에 대한 일차적인 치료로도 쓰이지만, 창상에 대한 수술을 시행하기 전에 일시적으로 시행하는 전 처치의 개념으로도 널리 사용된다.

앞서 기술한 여러 종류의 드레싱 가운데 현대의 드레싱은 습윤과 폐쇄의 개념으로 대표된다. 건조한 환경보다 습윤한 환경이 창상 치유에 더 탁월하다. 적절히 유지된 습기는 딱지의 형성을 막을 뿐 아니라 창상 치유에 필요한 성장인자(growth factor)와 cytokine 유지에 있어 중요하다. 뿐만 아니라 습기는 창상과 주변 정상 피부 사이에 전기적 경사(electrical gradient)를 형성하여 상피 세포가 정상 피부에서 창상 쪽으로 이동 가능하게 만들어 준다. 폐쇄 드레싱은 창상을 외부로부터 단절함으로써 습윤한 환경을 조성하는데 탁월하다. 뿐만 아니라 인위적으로 창상에 산소 결핍을 유발하여 cytokine의 생성 및 혈관 신생을 가속화 시켜 창상 치유를 빠르게 한다. 이러한 습윤과 폐쇄라는 현대적 드레싱 개념에 음압이라는 새로운 개념이 결합되어 등장한 음압 치료는 오늘날 매우 유용하다.

본 장에 기술된 건식 드레싱이나 개방 드레싱은 과거에 널리 행해진 드레싱 방식이고 창상 치유 속도가 현대적 개념의 드레싱에 비해 떨어지는 것은 사실이다. 하지만 이들이 비록 고식적인 방식의 드레싱 일지라도 적응증에 따라 그 쓰임이 사라진 것은 아니다. 베타딘 거즈를 이용한 건습식 드레싱은 자칫 구식으로 비추어질 수 있

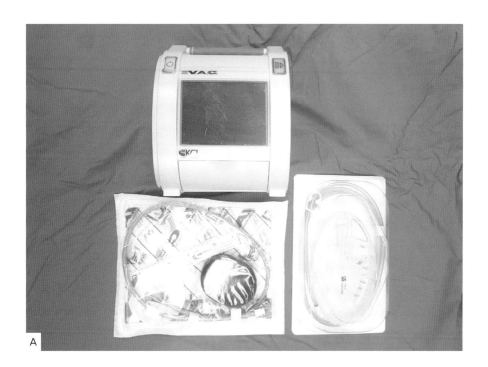

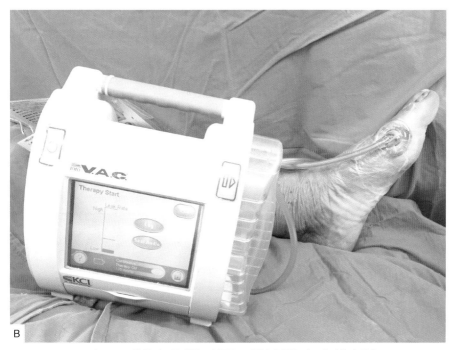

그림 2-4. A 음압 치료를 위한 구성품들. B 창상에 음압 치료가 적용된 상태

으나, 감염 및 괴사가 동반된 창상에는 아직까지도 그 쓰임이 유효하다. 고식적 형태의 드레싱 일지라도 그 적응증 및 효과를 올바르게 이해하고, 가급적 다양한 형태의 드레싱에 대해 숙지하여, 다양한 적응증에 적절한 형태의 드레싱을 적용할 수 있어야한다. 효율적인 창상 치료를 위해서는 치료자 본인의 치료 스펙트럼을 넓히는 것이 중요하다.

References

1. Broussard KC, Powers JG. Wound dressings: selecting the most appropriate type. Am J Clin Dermatol 2013; 14: 449.

2. Dhivya S, Padma VV, Santhini E. Wound dressings—a review. BioMedicine 2015; 5: 24.

3. Gupta S, Gabriel A, Lantis J, et al. Clinical recommendations and practical guide for negative pressure wound therapy with instillation. Int Wound J 2016; 13: 159.

4. Landriscina A, Rosen J, Friedman A. Systematic approach to wound dressings. J Drugs Dermatol 2015; 14: 740.

5. Lee JC, Kandula S, Sherber NS. Beyond wet−to−dry: a rational approach to treating chronic wounds. Eplasty 2009; 9: e14.

6. Ovington LG. Hanging wet−to−dry dressings out to dry. Home Healthc Nurse 2001; 19: 477.

7. Sarabahi S. Recent advances in topical wound care. Indian J Plast Surg 2012; 45: 379.

8. Saxena V, Hwang CW, Huang S. Vacuum−assisted closure: Microdeformations of wounds and cell proliferation. Plast and Reconstr Surg 2004; 114: 1086.

9. Schultz GS, Sibbald RG, Falanga V, et al. Wound bed preparation: a systematic approach to wound management. Wound Repair Regen 2003; 11: S1.

10. Wodash AJ. Wet−to−dry dressings do not provide moist wound healing. J Am Coll Clin Wound Spec 2013; 4: 63.

11. Zhang J, Hu ZC, Chen D, et al. Effectiveness and safety of negative −pressure wound therapy for diabetic foot ulcers: a meta−analysis. Plast and Reconstr Surg 2014; 134: 141.

Clinical Practice
Guidelines of Dressing

박경희

드레싱은 창상 치유에 영향을 미치는 국소적 치료의 한 부분이지만, 다양한 창상을 평가한 후에 적절한 드레싱을 적용하는 것은 창상 전문가에게 가장 기대되는 역할 중 하나라고 할 수 있다.

이 장에서는 실무에서 창상 드레싱을 할 때 드레싱제를 선택하거나 부착할 때의 지침은 물론 국제적인 근거 기반 지침을 바탕으로 드레싱제와 관련된 근거와 권고 사항에 대해 소개하고자 한다.

1. 드레싱제 선택 지침

1) 드레싱제 선택 시 고려 사항

다양한 창상에 여러 가지 드레싱제를 사용할 수 있는 것처럼, 드레싱제를 선택하는 지침은 창상과 드레싱제를 어떻게 분류하느냐에 따라 많은 지침이 있으며(표 3-1, 3-2, 3- 3), 드레싱제 선택 시 고려해야 하는 공통된 지침은 다음과 같다.

첫째, 하나의 창상에 한 가지 드레싱만을 적용할 수도 있으나 창상의 상태가 매우 다양하므로 드레싱제에 대한 해박한 지식을 바탕으로 여러 가지 드레싱제를 응용하여 적용할 필요가 있다(chapter 4 참조).

둘째, 창상의 특성에 따라 적절한 드레싱제를 선택해야 한다. 예로, 창상에 덮는(cover) 드레싱제와 채우는(filler) 드레싱제 중 무엇을 이용할 것인지 혹은 함께 적용할 것인지를 결정할 필요가 있다. 표면적이고 공동(cavity)이 깊지 않은 경우 흡수력이 있는 덮는 드레싱제만을 적용할 수 있으나 창상이 깊고, 사강(dead space)이 있으며 주위 조직 침식이 많은 경우는 패킹을 위해 채우는 드레싱제를 적용하고 덮는 드레싱제를 이차 드레싱제로 적용해야 할 것이다(표 3-1, 표 3-3).

셋째, 창상의 삼출물 양에 따라 드레싱제를 달리 선택해야 한다. 삼출물의 양을

표 3-1. 창상의 특성에 따른 드레싱제 선택

창상의 특성	드레싱제의 선택	
표재성(superficial) 창상	표재성 창상은 일반적으로 표피와 진피에 국한되어 발생하며, 얕은 화상, 카테터 부위, 부분층 피부이식 등이 있다. 이 때는 소량의 삼출물이 있는 창상에 적합한 드레싱제	
가피(eschar) 창상	가피는 두껍고 접착력이 있는 죽은 조직이며 일반적으로 삼출물이 거의 없다. 창상의 건조한 괴사 조직의 제거가 필요하며 치유를 최적화하려면 수분을 제공하는 드레싱제	
삼출물이 있는 창상	삼출물의 양을 기준으로 지나친 삼출물은 흡수하고 수분 균형을 유지하는 드레싱제	
육아조직(granulating)/ 상피화 (epithelializing) 창상	지나친 삼출물이나 과다한 찌꺼기가 없이 주로 육아조직이 생성된 창상은 육아조직을 과도하게 자라게 하지 않고 상피세포 형성을 촉진하고 습기를 유지하는 드레싱제	
피브린(fibrinous)/ 부육(slough) 창상	피브린과 분해된 세포외 기질, 삼출물, 백혈구 및 박테리아가 혼합된 죽은 조직인 부육(slough)은 육아조직 형성과 상피화를 방해하므로, 죽은 조직을 느슨하게 하여 제거가 용이하도록 하기 위해 습기를 제공하거나 유지할 수 있는 드레싱제	
깊고 터널이 있는(deep or tunneling) 창상	온전한 피부 아래에 터널이 생긴 창상의 빈 공간을 채우지 않으면 터널의 깊은 부분이 치유되기 전에 피부의 표면이 닫힐 수 있으므로 채우는 드레싱제	
감염(infected) 또는 세균집락(colonized) 창상	세포 독성 효과를 일으키지 않으면서 미생물 부담을 줄일 수 있는 드레싱제	
사강(dead space) 유무	채워야 하는 창상	창상의 빈 공간을 채울 수 있는 채우는(filler) 드레싱제
	덮어야 하는 창상	창상의 표층을 덮을 수 있는 덮는(cover) 드레싱제
습윤 정도	지나친 습기를 흡수해야 하는 창상	지나친 습기를 흡수할 수 있는 드레싱제 (foam, hydrofiber, alginate, 거즈 등)
	적설한 습기를 유시해야 하는 창상	직질한 습기를 유지할 수 있는 드레싱제 (film, hydrocolloid 등)
	부족한 습기를 제공해야 하는 창상	부족한 습기를 제공할 수 있는 드레싱제(hydrogel 등)
드레싱제의 물과 가스 (수증기, 산소, 이산화탄소) 통과 정도	가스 통과는 가능하나 물은 통과되지 않는 드레싱제가 필요한 창상	청결한 창상은 물론 창상이 오염되어 있거나 의심이 된다면, 습윤 드레싱제 중 반폐쇄 드레싱제
	가스와 물이 통과되지 않는 드레싱제가 필요한 창상	청결한 창상은 습윤 드레싱제 중에서, 드레싱제가 가스 통과를 차단함으로써 신생혈관의 생성을 자극하여 육아 조직 형성을 촉진시키는 폐쇄 드레싱제(hydrocolloid)

〈다음 페이지에 계속〉

표 3-1. 창상의 특성에 따른 드레싱제 선택(계속)

창상의 특성	드레싱제의 선택	
적용 시와 제거 시의 드레싱제의 습윤 상태	습윤 상태로 적용했다가 건조한 상태에서 제거해야 하는 창상	일반적으로 액체 용액을 거즈 등에 함유 시켜 창상에 습윤 상태로 적용했다가 건조한 상태에서 제거할 수 있는 습건식(wet-to-dry) 드레싱제
	습윤 상태로 적용했다가 습윤한 상태에서 제거해야 하는 창상	일반적으로 생리식염수 등 액체 용액을 거즈 등에 함유 시켜 창상에 습윤 상태로 적용했다가 습윤한 상태에서 제거해야 하는 습식(wet-to-wet) 드레싱제
드레싱제 부착 형태	창상부위에 직접 적용해야 하는 창상	창상에 직접 적용하는 일차 드레싱제
	일차 드레싱의 고정력과 안정성을 높여야 하는 창상	창상에 일차 드레싱제를 적용 한 다음에 추가로 적용하는 이차 드레싱제

어느 정도 예측할 수는 있으나 이 역시 창상에 따라 매우 다양하므로 한두 번은 다른 드레싱제를 적용할 수도 있다. 일반적인 지침은 삼출물이 없거나 적은 양이 있는 창상에는 필름 드레싱제, 삼출물이 보통 정도로 있는 창상에는 hydrocolloid wafer, polyurethane foam, alginate 드레싱제 등을 적용할 수 있으며, 많은 양의 삼출물이 있는 창상에는 alginate, hydrofiber 드레싱제 등을 적용할 수 있다.

넷째, 드레싱 재료의 접착성도 고려해야 할 사항이다. 육아조직으로 덮인 창상에 접착력이 있는 드레싱제를 적용하면 제거 시 육아조직이 손상을 받을 수도 있다.

마지막으로 고려해야 할 사항은 비용 효과적인 측면이다. 하루에 3-4회씩 교환해야 하는 거즈 드레싱제와 하루 혹은 이틀에 한 번씩 교환하는 alginate, polyurethane foam 등의 드레싱제 혹은 3-4일에 한 번씩 교환하는 hydrocolloid 드레싱제의 인건비, 재료비를 모두 고려할 때 어떤 드레싱제가 더 효과적인지 비교할 필요가 있다.

표 3-2. 창상의 깊이와 삼출물 정도에 따른 드레싱제 선택

창상 깊이 / 삼출물 정도	얕음	깊음
소량-중정도	hydrogel, hydrocolloid, foam, film, 바셀린 등 연고 함유 거즈	젖은 거즈, 바셀린 등 연고 함유 거즈
중정도-다량	hydrofiber, alginate, foam, 거즈	hydrofiber, alginate, 패킹용 foam, 거즈

표 3-3. 창상의 특성에 따른 드레싱제의 선택과 특성

창상 특성	드레싱제		창상관리		
	종류	특성 및 주의점	괴사 조직 제거	감염	수분 균형
• 마찰에 의한 욕창 예방, 드레싱 고정, 이차 드레싱이 필요한 창상 • 마찰 또는 테이프로부터 손상의 위험이 있을 때 피부 보호 필요한 창상 • 면역이 억제된 대상자가 아닐 때, 자가분해 괴사 조직 제거 필요한 창상 • 채우는 드레싱의 이차 드레싱이 필요한 창상	film	• 반투과성 접착성. 물과 세균은 투과 안됨 • 연약한 피부의 손상 감소 위해 조심스럽게 제거 • 젤, 또는 연고 위에 덮는 드레싱으로 사용 안됨 • 삼출물이 많은 창상에 사용 안됨	+	–	–
• 감염되지 않고 깨끗한 2단계 욕창이나 얕은 3단계 욕창 • 마찰이나 테이프로 인한 손상 위험이 있는 경우, 피부 보호 필요한 창상	hydrocolloid	• 젤라틴, 당분 등 함유, polyurethane film으로 폐쇄형 • 공동이 있는 깊은 창상은 채우는 드레싱으로 공간을 채운 후 사용 • 대변이 드레싱 아래로 스며들면 드레싱 교체 • 연약한 피부의 손상을 줄이기 위해 조심스럽게 제거	+++	– / +	++

+: 적절, –: 부적절

〈다음 페이지에 계속〉

표 3-3. 창상의 특성에 따른 드레싱제의 선택과 특성(계속)

창상 특성	드레싱제		창상관리		
	종류	특성 및 주의점	괴사 조직 제거	감염	수분 균형
• 얇고, 소량의 삼출물이 있는 창상 • 건조한 창상, 통증 있는 창상 • 감염되지 않고 육아조직이 자라는 창상	hydrogel	• 물 함량이 높은 폴리머 gel 또는 거즈에 gel을 묻혀서 이용 • 얕은 창상은 시트(sheet)형 gel, 깊은 창상은 형태가 없는 gel 사용	+ +	−	+
• 보통 또는 다량의 삼출물이 있는 창상 • 적절한 감염 치료가 동반될 때 감염된 창상	alginate	• 지혈효과 • 드레싱제를 쉽게 제거하기 위해, 필요하다면 세척을 한 후 부드럽게 제거 • 드레싱제 교환 시 건조하면 드레싱제 교환기간을 연장 하거나 다른 드레싱제로 교체	+ +	+	+ + +
• 지나친 삼출물을 수직 방향으로 흡수하기 때문에 창상 주위 피부의 짓무름을 최소화해야 하는 경우 • 창상 표면에 잘 밀착되어 상피화 촉진해야 하는 창상 • 깨끗한 창상에 습윤 드레싱이 필요한 경우	hydrofiber	• 동로 등 깊은 창상에 사용된 드레싱제를 제거하기 편함			
• 삼출물이 있는 2단계 욕창이나 얕은 3단계 욕창 • 통증이 있는 창상 • 전단력으로 손상받을 위험이 있는 부위의 창상	foam	• 비접착성 또는 접착성 • polyurethane foam, 패킹 공동이 있는 창상에 드레싱을 작은 조각을 내서 사용 안 됨	−	−	+ + +
• 감염되거나 세균의 증식이 심각한 창상	은	• 은, iodine 함유 드레싱제는 세균수가 줄고 감염이 없어지면 사용을 중단	+	+ + +	+
• 2와 3단계 욕창 • Cadexomer iodine 포함된 드레싱제는 삼출물이 많은 창상	향균	• iodine 함유 드레싱제는 iodine 민감성이 있거나 갑상선 질환자, 큰 공동이 있는 창상에는 사용 안 함			
	꿀				

+: 적절, −: 부적절

〈다음 페이지에 계속〉

표 3-3. 창상의 특성에 따른 드레싱제의 선택과 특성(계속)

창상 특성	드레싱제				
			창상관리		
	종류	특성 및 주의점	괴사조직제거	감염	수분균형
• 공동이 있는 창상 • 삼출물이 많은 창상	거즈	• 공동이 있는 창상에 습윤 드레싱이 가능하지 않을 때, 촘촘하게 짜인 거즈보다는 느슨하게 짜인 거즈에 식염수를 묻힌 촉촉한 거즈로 창상 기저부에 압력이 가해지지 않도록 느슨하게 채움 • 삼출물이 많은 창상에는 느슨하게 짜인 거즈를 사용하고, 삼출물이 적은 창상에는 촘촘하게 짜인 거즈를 사용 • 삼출물의 흡수를 촉진하기 위해 패킹된 거즈를 자주 교체 • 창상 내에 남아있는 거즈는 감염의 원인이 되므로, 깊은 부분이나 터널을 채우기 위해서는 끊어지지 않는 끈이나 롤 형태의 거즈 사용 • 수분의 증발을 막기 위해서는 바셀린을 묻힌 거즈 사용 • 드레싱 시간이 많이 소요되고 거즈 제거 시 통증을 유발하고 정상 조직을 건조하게 하므로, 깨끗하고 개방된 창상에 사용 안 함 • 창상을 건조하게 하여 치유를 지연시키고 통증, 감염률을 높아 일차 드레싱제로 사용 안 함			
• 드레싱 교환 시 외상을 피해야 하는 창상 • 창상 또는 창상 주위 피부가 연약한 경우	실리콘	• 피부의 손상을 막음			

+: 적절, -: 부적절

〈다음 페이지에 계속〉

표 3-3. 창상의 특성에 따른 드레싱제의 선택과 특성(계속)

창상 특성	드레싱제					
	종류	특성 및 주의점	창상관리			
			괴사 조직 제거	감염	수분 균형	
• 치유되지 않는 3과 4단계 욕창	콜라겐					
• 중등도 삼출물 창상	친수성	• 염분 함유, 수분이 닿으면 고체형 gel로 변환 • 건조한 창상에 사용 안됨	+	−	+++	

• 장기간 드레싱 유지가 필요한
  창상
	합성	• 흡수성, 자가분해성을 증가
		  시킨 다층 드레싱제
			+	−	+++	

• 소량이나 중정도 삼출물이
  있는 창상
	복합	• 일차 및 이차 드레싱제로
		  사용
		• 창상접촉층에 사용하는
		  드레싱과 이를 고정하기
		  위한 반접착성/비접착성
		  테이프로 구성
		• 창상접촉층 성분에 따라
		  film, hydrocolloid,
		  hydrogel, alginate, foam,
		  항균 드레싱제 등으로 분류				

+: 적절, −: 부적절

출처: Registered Nurses' Association of Ontario(2016), National Pressure Ulcer Advisory Panel, European Pressure Ulcer Advisory Panel, and Pan Pacific Pressure Injury Alliance(2014)

2) 드레싱제 선택 시 지표

(1) 창상 상태

① 원인: 대상자의 전반적인 건강상태는 물론 창상의 발생 원인과 악화 요인을 제거하거나 관리해야 한다.

② 창상의 위치: 드레싱제의 부착이 안전하고 용이하도록 해부학적 위치를 고려해야 한다.

③ 조직손상 정도: 표피층과 진피층의 일부가 손상된 부분층 피부손상인지 표피층, 진피층이 전부 손상되고, 피하조직 또는 근막, 근육층까지 손상된 전

층 피부손상인지를 고려해야 한다.

④ 창상 크기: 삼출물의 누수와 외부로부터 창상 오염을 줄이기 위해 창상의 크기보다 4-5cm 더 큰 드레싱제를 적용해야 한다.

⑤ 잠식, 동로, 터널의 유무: 잠식, 동로나 터널과 같은 사강을 관리해야 한다.

⑥ 창상 기저부: 창상 기저부가 재상피화 조직, 육아조직, 부드러운 괴사 조직(부육), 단단하고 건조한 괴사 조직(가피)인지에 따라 다르게 관리해야 한다.

⑦ 창상 가장자리: 창상 가장자리가 개방되거나(open) 폐쇄된(closed) 상태인지를 고려해야 한다.

⑧ 창상 주위 피부: 창상 주위 피부가 변색, 짓무름(maceration), 홍반, 부종, 경결(induration), 접촉성 피부염, 미란(erosion) 등이 있는 경우 관리해야 한다.

⑨ 삼출물 정도: 삼출물의 양, 색깔, 냄새, 점도 등 다양한 특성을 고려해야 한다. 특히 양은 적음 또는 소량, 보통, 많음 또는 다량인 경우, 색깔은 장액성(serous type), 혈장성(serosanguinous type), 혈액성(sanguinous type), 화농성(purulent type)인 경우를 고려해야 한다.

⑩ 박테리아 부담(burden): 창상의 오염(contamination), 세균집락(colonization), 세균중증집락(critical colonization), 감염(infection) 여부를 고려해야 한다.

⑪ 통증: 통증의 특징과 강도에 대한 평가는 주관적·객관적 평가를 포함하여 인지능력이 결여된 대상자에게는 비언어적 표현(창상 처치 과정 동안 보이는 특이한 행동, 얼굴 찡그림, 울음 등괴 같은 행동)에 대해서도 함께 평가해서 통증을 감소시킬 수 있어야 한다.

(2) 창상 보유 기간

급성창상(대표적으로 수술 창상 등), 만성창상(욕창, 악성 종양, 동맥성궤양, 정맥성궤양, 당뇨병성 족부궤양, 반복되는 습기 관련 피부손상 등) 여부

(3) 드레싱제와 창상과의 상호 작용

성분과 형태가 다양한 드레싱제를 창상에 적용하였을 때의 상호 작용 결과

(4) 대상자와 돌봄 제공자의 요구도

드레싱제의 편안함과 비용을 고려한 대상자와 돌봄 제공자의 선호도

(5) 보험 범위

드레싱제의 비용에 대해 보험 보상 여부

2. 드레싱제 부착 과정 지침

1) 드레싱 준비

(1) 청결기법(Clean Technique)을 사용한다.

창상 관리 시 아직은 무균(sterile) 기법이 청결(clean) 기법에 비해 창상 치유
결과를 좋게 한다는 근거가 충분하지 않기 때문에, 많은 걱정에도 불구하고
청결 기법이 추천되므로 비멸균 장갑(non-sterile glove)을 착용한다. 단, 면
역력이 저하된 환자나 감염에 취약한 창상 등은 멸균된 장갑(sterile glove)을
착용한다. 드레싱제 세척 용액, 세척 기구 등 멸균된 재료와 기타 필요한 비
멸균 물품을 준비한다.

(2) 창상을 직접 건드리지 않는다(No-Touch Technique).

드레싱 과정이 창상에 세균 부담을 줄 수 있으므로 드레싱 교환이나 창상 세
척 시 창상을 직접 건드리지 않는다.

(3) 표준 지침(Standard Precaution)을 준수한다.

손 위생은 가장 효과적인 방법으로, 의료인과 보호자는 환자를 보기 전·후,
체액이나 신체에서 나온 물질, 점막, 창상, 오염된 물체 등을 만진 직후, 드레
싱을 끝내고 장갑을 벗은 후에는 반드시 손을 씻는다.

또한 기존의 오염된 드레싱제를 제거하고 새로운 드레싱제를 적용하는 사이
에 새 장갑을 착용한다.

2) 기존 드레싱제 제거

기존 드레싱제를 제거 시에는 창상 주위 피부를 보호하고 창상 기저부를 손상으
로 보호하는 것이 중요하다. 표준 경계를 준수하고 청결 기법을 사용한다. 접착된 드
레싱제는 모발이 성장하는 방향으로 제거한다. 만일 드레싱제가 창상 기저부에 붙어

있으면 식염수를 사용하여 부드럽게 한 후 제거한다.

(1) 비멸균 장갑을 착용하고, 기존 드레싱제를 제거한다.

· 창상 주위 피부를 보호하기 위해 드레싱제가 부착되어 있는 피부를 살짝 누르면서 기존 드레싱제를 제거한다.

· 오염된 드레싱제의 안쪽 부분에 의해 교차감염이 되지 않도록 기존 드레싱제의 가장자리를 안으로 말든지 접으면서 뗀다.

· 모발이 제거되어 모낭염이 발생하지 않도록 하기 위해 접착된 드레싱제는 모발이 성장하는 방향으로 제거한다.

· 창상 기저부가 손상되지 않도록 하기 위해 만일 드레싱제가 창상 기저부에 붙어 있으면, 식염수를 창상 기저부에 적셔 부드럽게 한 후 제거하거나 피부 잔여물 제거제를 이용한다.

· 연약한 피부인 경우, 기존의 드레싱제를 뗄 때는 피부에 고정하는 테이프는 그대로 둔 채 드레싱제 만 창문 형태로 오린 후 제거한다.

(2) 기존 드레싱제에 묻은 창상의 특성을 평가한다.

기존 드레싱제에 묻은 삼출물의 색깔·양·냄새·점도, 창상 기저부의 육아조 직·괴사 조직 여부 등을 관찰한다. 기존 드레싱제에 묻은 창상의 특성에 대한 평가는 적절한 세척 방법을 선택하는데 도움이 된다.

3) 드레싱제 부착

기존의 드레싱제를 제거하고 창상을 깨끗이 한 후, 창상 주위 피부도 깨끗하게 건조시킨 후 드레싱제를 부착한다.

(1) 드레싱제 선택

드레싱제 선택 지침과 드레싱제품 회사의 안내 지침을 참고하여 적합한 드레싱제를 선택한다.

(2) 드레싱제 패킹 및 채우기

· 창상에 잠식이나 동로 등 사강이 있는 경우에는 드레싱제를 채워 넣는다. 이때 면봉 등을 이용해 드레싱제를 가볍게 채우되 창상 기저부에 닿게 하여 농양 형성을 예방한다.

· 드레싱제가 창상 안에 위치하도록 하여 창상 주위 피부가 짓무르지 않도록
한다.

(3) 드레싱제 적용

· 피부를 잡아당기지 않은 상태에서 드레싱제의 가장자리가 피부에 잘 부착되
도록 가볍게 지긋이 누르면서 고정한다.

· 주름이 있는 곳에 적용할 때는 wafer type도 접은 상태로 부착하여야 한다.
발뒤꿈치나 팔꿈치에 적용할 때는 모양에 맞추어 잘라 적용한다.

4) 드레싱제 고정

드레싱이 비접착성인 경우 고정이 필요하다. 자착성 테이프, 몽고메리 테잎, 일
반 테잎 등을 이용한다.

(1) 고정 테이프 부착법

드레싱을 고정할 때에는 고정 테이프를 잡아 당기지 않은 상태에서 부착해야
만 국소압력과 장력으로 인한 표피박리(epidermal stripping)를 예방할 수 있
다(그림 3-1).

(2) 주름이나 골이 진 부위 고정법

· 주름이나 골이 진 창상에 드레싱제를 고정할 때는 피부를 부드럽게 잡아
당겨 주름지지 않도록 하며, 창상 기저부에 드레싱제가 밀착되게 부착한다
(그림 3-2).

출처: 박경희(2010)

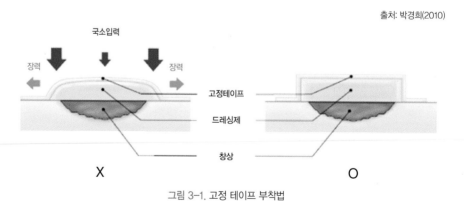

그림 3-1. 고정 테이프 부착법

출처: 박경희(2010)

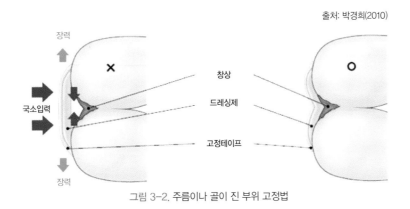

그림 3-2. 주름이나 골이 진 부위 고정법

출처: 박경희(2010)

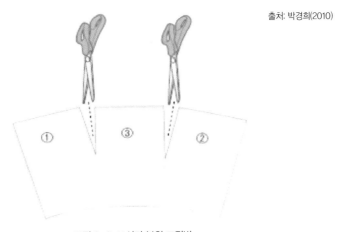

그림 3-3. 모서리 부위 고정법

· 주름이나 골이 진 피부에 드레싱제가 당겨 부착되면 피부가 접혀 쉽게 습해 지므로 접촉 궤양(kissing ulcer, 접촉으로 인해 궤양의 모양이 대칭적인 모 양으로 되어 일컫는 이름)이 발생하며, 창상이 있는 경우는 악화된다.

· 주름이나 골이 진 부위에 드레싱을 할 경우, 비접착성 드레싱제는 창상 기저 부에 들러 붙지 않기 때문에 가능한 한 자극이 적은 접착성 드레싱제를 부착 하며, 비접착성 드레싱제라도 창상 기저부에 직접 닿도록 부착하여 피부의 양쪽 면 사이에 드레싱제가 들어가도록 한다.

· 천골과 미골 부위에 드레싱제를 적용할 때는 피부가 최대한으로 늘어났을 때 부착한다.

(3) 모서리 부위 고정법

· 발꿈치나 팔꿈치에 적용할 때는 부착할 부위의 피부가 최대로 늘어나게 자세를 취한 후 신체 부위의 모양에 맞추어 지시선을 넣어 번호 순으로 부착한다(그림 3-3).

3. 국제 창상 실무지침

근거 기반 임상 실무지침(evidence based clinical practice guideline)은 특정 임상환경에서 의료인의 의사 결정을 돕기 위해 적절한 근거를 검색, 평가하는 체계적인 접근법을 사용하여 개발된 지침이다. 근거 기반 임상 실무지침의 적용은 과학적 근거를 실무에 체계적으로 도입하는 기회를 제공함으로써 근거와 실무 사이의 간격을 줄이는 것을 돕고, 대상자의 치료 결과를 향상시킨다.

이에 욕창과 당뇨발의 국내 및 국외의 근거 기반 지침(표 3-4)에서 제시하는 창상 관리 권고안 중 드레싱제에 관련된 내용을 중심으로 소개하고자 한다(표 3-5). 각 지침서에서 제시하는 근거 수준 및 권고 등급은 표 3-6을 참조한다.

표 3-4. 국내외 근거 기반 창상 관리 임상 실무지침

개발국가	개발조직	지침명	발간 년도
한국	대한창상학회	욕창 관리지침서	2008
		당뇨발 관리지침서	2009
	병원간호사회	욕창간호 실무지침(수용개작)	2017
	대한당뇨발학회	당뇨발 한국형 진료지침서	2014
	한국건강증진재단	당뇨인의 발 관리(수용개작)	2014
국제	National Pressure Ulcer Advisory Panel, European Pressure Ulcer Advisory Panel, and Pan Pacific Pressure Injury Alliance (NPUAP, EPUAP, & PPPIA).	Prevention and treatment of pressure ulcers: Clinical practice guideline	2014
	International Working Group on the Diabetic Foot 2015 Guidance on the diabetic foot (IWGDF)	2015 Guidance on the diabetic foot	2015
미국	Agency for Healthcare Research & Quality (AHRQ)	PU Treatment Strategies: comparative effectiveness,	2013
	Wound, Ostomy, and Continence Nurses Society (WOCN)	Guideline for prevention and management of PU	2016
		Management of wounds in patients with lower-extremity neuropathic disease	2012
캐나다	Registered Nurses' Association of Ontario (RNAO)	Assessment and management of pressure injuries for the interprofessional team	2016
		Assessment & management of foot ulcers for peoples with diabetes	2013
호주	Commonwealth of Australia	National evidence-based guideline on prevention, identification and management of foot complications in diabetes	2011

표 3-5. 근거 기반 창상 관리 권고안

욕창 관리 권고안	근거 수준	권고 등급
드레싱 계획을 수립할 때는 다음 사항을 고려한다. • 창상의 원인, 간호의 목표와 창상 간호의 원칙 • 대상자의 전신적 건강 상태, 선호도와 편안함, 생활양식, 삶의 질 • 창상의 특성: 위치, 크기, 깊이, 잠식(undermining), 통증, 삼출물의 형태와 양 • 감염의 위험 및 유무, 조직의 유형, 창상 치유 시기, 재발 위험 • 드레싱의 교환 빈도와 외형, 제품의 특성과 비용 • 드레싱 담당자의 능력과 시간, 드레싱 할 장소 • 기타 치료	III	C
• 돌봄 제공자, 의료인 등의 요구	III	A
드레싱제품을 선택할 때는 다음 사항을 고려한다. • 드레싱제품의 특성(적응증, 금기증, 창상 기저부의 습윤 상태 유지 정도) • 삼출물 조절능력 • 창상을 정상 온도로 유지시킬 수 있는 능력 • 외부 미생물에 의한 오염으로부터 예방할 수 있는 능력 • 피부 통합성 유지 능력 • 물리적(예: 드레싱 제거 시 손상), 화학적 손상 예방 능력 • 대상자의 선호도 • 사용의 간편성 • 비용과 시간의 효용성	III	A
드레싱 교환 빈도를 결정할 때 다음 사항을 고려한다. • 창상 상태 • 대상자 상태 • 드레싱 상태, 제품설명서에 제시된 드레싱 교환 시기 등 • 대상자, 돌봄 제공자, 의료인 등의 요구	III	B

〈다음 페이지에 계속〉

표 3-5. 근거 기반 창상 관리 권고안(계속)

욕창 관리 권고안	근거 수준	권고 등급
드레싱을 교환할 때는 창상을 사정하고 드레싱 계획이 적절한지 확인한다.	III	A
창상 드레싱 시 다음과 같은 원칙을 고려한다.		
• 드레싱은 창상 부위의 특성에 맞게 적절한 습윤 상태를 유지한다.	I	A
• 깊은 공동(cavity)이 있는 창상은 사강(dead space)을 감소시키기 위해 채우는 드레싱 (filler dressing)을 한다.	III	C
• 깊이가 얕은 창상을 채우는 드레싱을 한 후, 이차 드레싱은 덮는 드레싱(cover dressing)을 한다.	III	C
• 삼출물이 많은 창상은 적절한 습윤 상태를 유지하기 위해 과도한 습기를 흡수하는 드레싱을 한다.	II	B
• 매우 건조한 창상은 적절한 습윤 상태를 유지하기 위해 습기를 제공하는 드레싱을 한다.	I	A
• 발뒤꿈치 등에 생긴 감염이 없는 허혈성 창상에는 습기를 제공하는 드레싱을 하지 않는다.	III	C
• 창상 주위 피부를 건조하게 유지하고 짓무름을 예방하기 위해, 창상 기저부에 드레싱이 밀착 되도록 하거나, 피부 보호제(skin barrier)를 사용한다.	III	A
• 항문 근처에 부착된 드레싱은 유지가 어려우므로 자주 관찰하고, 필요 시 신체 모양에 부합 되게 오려 드레싱이 잘 유지되도록 한다.	I	A
• 드레싱 교환 주기 전이라도 삼출물이 드레싱 아래로 새어 나오면 창상 드레싱을 교체한다.	III	B
• 드레싱 교환 시 기존의 모든 창상 드레싱 제품이 완전하게 제거되었는지 확인한다.	III	B
드레싱제의 분류에 따라 적절히 사용한다.		
1) 투명 film 드레싱		
• 면역이 저하된 대상자가 아닐 경우 자가분해 괴사 조직 제거를 위해 film 사용을 고려한다.	III	C
• 창상 기저부 내에 장기간(예: 3-5일) 채우는 드레싱 또는 alginate로 치료할 경우 이차 드레 싱으로 film 사용을 고려한다.	III	C
• 연약한 피부의 손상을 줄이기 위해 film을 조심스럽게 제거한다.	III	A
• 중정도 혹은 다량의 삼출물이 있는 창상 접촉면에 film을 사용하지 않는다.	III	B
• Gel, 연고 위에 덮는 드레싱으로 film을 사용하지 않는다.	III	B

〈다음 페이지에 계속〉

표 3-5. 근거 기반 창상 관리 권고안(계속)

욕창 관리 권고안	근거 수준	권고 등급
2) Hydrocolloid 드레싱		
• 청결한 2단계 욕창에 hydrocolloid 드레싱을 사용한다.	II	B
• 감염되지 않은 얕은 3단계 욕창에 hydrocolloid 드레싱의 사용을 고려한다.	II	C
• 사강을 채워야 하는 심부 궤양에 hydrocolloid 드레싱 아래에 채우는 드레싱 사용을 고려한다.	II	B
• 연약한 피부의 손상을 줄이기 위해 hydrocolloid 드레싱을 조심스럽게 제거한다.	II	A
3) Hydrogel 드레싱		
• 깊이가 얕고 삼출물이 소량인 창상에 hydrogel 드레싱 사용을 고려한다.	II	B
• 감염이 없는 육아조직 형성 중인 욕창hydrogel 드레싱 사용을 고려한다.	II	B
• 건조한 창상 기저부에 hydrogel 드레싱 사용을 고려한다.	III	B
• 통증이 동반된 창상에 hydrogel 드레싱 사용을 고려한다.	III	B
• 드레싱 고정이 쉽고 깊이와 굴곡이 없는 욕창에는 시트형, 드레싱 고정이 쉽지 않거나 깊이와 굴곡이 있는 욕창에는 무정형의 hydrogel 드레싱 사용을 고려한다.	III	B
4) Alginate 드레싱		
• 중정도와 다량의 삼출물이 있는 욕창에 alginate 드레싱 사용을 고려한다.	II	B
• 감염된 욕창 치료 시 alginate 드레싱 사용을 고려한다.	III	B
• 드레싱의 제거를 쉽게 하기 위해 필요하다면 먼저 세척을 한 후, 부드럽게 alginate 드레싱을 제거한다.	III	A
• 드레싱 교체 시 alginate 드레싱이 계속 건조하다면 드레싱 교환 주기를 연장하거나 드레싱 종류를 변경한다.	III	B
5) Foam 드레싱		
• 삼출물이 있는 2단계와 얕은 3단계 욕창에 foam 드레싱 사용을 고려한다.	II	B
• 삼출물이 있는 깊은 창상에 foam 드레싱을 작게 조각을 내서 사용하지 않는다.	III	B
• 다량의 삼출물이 있는 창상에 젤 형태의 foam 드레싱 사용을 고려한다.	III	B

〈다음 페이지에 계속〉

표 3-5. 근거 기반 창상 관리 권고안(계속)

욕창 관리 권고안	근거 수준	권고 등급
6) 실리콘 드레싱		
• 드레싱 교환 시 조직 손상을 예방하기 위해서는 실리콘 드레싱 사용을 고려한다.	III	B
• 창상 주위조직이 약하거나 짓무를 때 조직의 손상을 예방하기 위해 실리콘 드레싱 사용을 고려한다.	II	B
7) 은 함유 드레싱		
• 임상적으로 감염되거나 중증 집락화된 창상에 은 함유 드레싱 사용을 고려한다.	II	B
• 감염의 위험이 있는 욕창에 은 함유 드레싱 사용을 고려한다.	II	C
• 감염이 조절되면 은 함유 드레싱 적용을 중지하여 지속적인 사용을 피한다.	III	A
8) 꿀 함유 드레싱		
• 2, 3단계 욕창 치료를 위해 의료용 꿀이 함유된 드레싱 사용을 고려한다.	III	C
9) Cadexomer iodine 드레싱		
• 중정도에서 다량의 삼출물이 있는 욕창에 cadexomer iodine 드레싱 사용을 고려한다.	III	B
10) 거즈 드레싱		
• 거즈 드레싱은 제거 시 통증을 유발하고 조직의 손상을 유발하므로 괴사 조직이 없는 개방성 욕창에 사용하지 않는다.	III	B
• 다른 형태의 습윤 드레싱이 가능하지 않을 때, 습윤 거즈를 지속적으로 사용하는 것이 마른 거즈보다 선호된다.	III	B
• 삼출물이 있는 창상에 느슨하게 짠인 거즈를 사용하고 소량의 삼출물이 있는 창상에는 촘촘하게 짠인 거즈 드레싱을 사용한다.	III	C
• 다른 형태의 습윤 드레싱을 할 수 없는 큰 사강이 있는 창상에 창상 기저부에 압력을 가하지 않도록 식염수에 적신 거즈를 느슨하게 채운다.	III	B
• 효과적인 삼출물을 관리하기 위해 거즈로 채운 드레싱을 자주 교체한다.	III	B
• 창상 기저부에 남은 거즈는 감염의 원인이 되므로 창상을 거즈로 채울 때는 여러 개의 거즈를 사용하지 말고 끈이나 롤 형태의 거즈를 사용한다.	III	B
• 습윤 거즈 드레싱의 수분 증발을 막기 위해 거즈에 파라핀, petrolatum, 소독제, 기타 제제 등이 함유된 형태의 거즈 사용을 고려한다.	III	B
11) Collagen matrix 드레싱		
• 치유되지 않는 3, 4단계 욕창에 collagen matrix 드레싱 사용을 고려한다.	III	C

〈다음 페이지에 계속〉

표 3-5. 근거 기반 창상 관리 권고안(계속)

당뇨발 관리 권고안	근거 수준	권고 등급
삼출물이 많은 창상에는 창상으로부터 과도한 습기를 흡수하여 적절한 습윤 상태를 유지하도록 습기를 흡수하는 드레싱을 한다.	I	A
매우 건조한 창상에는 창상이 적절한 습윤 상태를 유지하도록 습기를 제공하는 드레싱을 한다. 단, 허혈성 건조 괴저가 있는 경우 습윤 드레싱은 감염의 우려가 있으므로 건조 드레싱을 한다.	I	A
어떤 드레싱이 다른 것에 비해 더 우월하다는 것을 나타낼 만한 근거는 부족하며, 당뇨병성 발궤양에 특히 적절한 것으로 알려진 드레싱은 없다.	III	C
드레싱이 궤양 부위에 압박을 증가시키지 않도록 한다.	III	C
창상 상태를 사정하고, 사정의 변화에 따라 드레싱을 변경한다.	III	C
감염이 없는 창상에는 항균제가 함유된 드레싱을 사용하지 않는다.	I	A
드레싱을 교환할 때는 창상을 사정하고 드레싱 계획이 적절한지 확인한다.	III	A
다학제적 발치료팀의 전문 의료진이 창상의 임상적 평가, 환자 선호도, 임상 상황과 비용 효과성을 고려하여 드레싱을 선택해야 한다.	-	상
의료진은 환자의 창상과 드레싱을 정기적으로 관찰해야 한다.	-	중
적절한 드레싱은 습윤 창상 치유를 유지하면서 과도한 삼출물을 흡수해야 한다.	-	상
의료진은 창상의 위치, 크기, 깊이, 삼출물의 양, 감염이나 괴사의 유무, 주변 조직의 상태에 따라 드레싱을 선택해야 한다.	-	상
창상은 드레싱을 교환할 때 마다 생리식염수나 비세포독성 창상 세정 용액으로 세정한다.	-	중
드레싱 교체 시 창상에 손상이 가해지지 않도록 해야 하고 대상자의 통증을 최소화 해야 한다.	-	중
임상적으로 감염이 확인되거나 위험성이 높은 당뇨발 창상에는 은 등 항균제가 포함된 제품을 사용하면 효과를 볼 수 있다.	-	중
주로 삼출물 관리, 편안함과 비용을 기준으로 드레싱제를 선택한다.	-	-
은 또는 기타 항균제를 함유한 드레싱제는 일상적인 창상 관리를 위해 잘 사용되지 않는다.	-	-

표 3-6. 근거 수준과 권고 등급

근거 수준	정의
I*	1개 이상의 무작위 대조연구(RCT)에 의한 근거
II*	1개 이상의 잘 설계된 비무작위 대조연구, 코호트 연구, 환자-대조군 연구(다기관 연구 선호), 다수의 시계열연구, 특징적 결과를 보이는 비대조연구
III*	전문가 의견, 임상적 경험, 기술연구, 전문서적

권고 등급	
A*	사용을 권장 또는 반대하도록 지지할 좋은 근거가 있음
B*	사용을 권장 또는 반대하도록 지지할 보통 수준의 근거가 있음
C*	사용을 권장 또는 반대하도록 지지할 근거가 미약함
상†	1등급 논문 다수, 전문가 자문단 의견 완전 일치. 혹은 이에 준하는 경우
중†	1등급 논문 존재, 2등급 논문 다수, 전문가 자문단 의견 2/3 이상 일치. 혹은 이에 준하는 경우
하†	2, 3등급 논문 존재, 전문가자문단 의견 1/2 이상 일치. 혹은 이에 준하는 경우
	1등급: SCI급 잡지에 게재된 meta-analysis나 RCT 연구 2등급: SCI급 잡지에 게재된 임상연구(clinical observation)나 기타 잡지의 RCT 연구 3등급: 기타 잡지의 임상 및 비임상 연구

출처: * Infectious Diseases Society of America(2009)
† 대한당뇨발학회(2014)

Reference

1. 대한당뇨발학회. 당뇨발 한국형진료지침서. 서울: 군자출판사. 2014.

2. 박경희. 그림으로 보는 상처관리. 서울: 군자출판사. 2010.

3. 박경희, 김정윤, 박옥경 외. 욕창간호 실무지침 개정. 병원간호사회 용역연구 보고서. 서울: 병원간호사회. 2017.

4. Guyatt GH, Oxman AD, Vist GE, Kunz R, Falck-Ytter Y, Alonso-Coello P, et al. GRADE: an emerging consensus on rating quality of evidence and strength of recommendations. BMJ 2008; 336:924-6.

5. Infectious Diseases Society of America. Clinical Practice Guidelines for the Diagnosis and Management of Intravascular Catheter-Related Infection. 2009.

6. International Working Group on the Diabetic Foot (IWGDF). Prevention and Management of Foot Problems in Diabetes Guidance Documents and Recommendations. 2015.

7. National Pressure Ulcer Advisory Panel, European Pressure Ulcer Advisory Panel, and Pan Pacific Pressure Injury Alliance (NPUAP, EPUAP, & PPPIA). Prevention and treatment of pressure ulcers: Clinical practice guideline. Cambridge Media: Osborne Park, Western Australia: Author. 2014.

8. Registered Nurses' Association of Ontario (RNAO). Assessment and management of pressure injuries for interprofessional team. Toronto, Canada: Author. 2016.

9. Wound Ostomy and Continence Nurses Society (WOCN). Guideline for prevention and management of pressure ulcers (Injuries). Mt. Laurel, NJ: Author. 2016.

Classification of
Dressing Product

권경민, 김민경

창상에 사용되는 드레싱제는 재질, 형태, 사용 방법에 따라 다양한 형태로 지속적으로 만들어지고 있다. 드레싱제는 크게 건조 드레싱제와 습윤 드레싱제로 구분되며 과도한 습윤 상태 조성 시 피부의 박리, 박테리아 증가, 창상의 악취를 유발할 수 있으며 또한 과도한 건조 상태가 조성되는 경우 창상 치유가 지연될 수 있다. 따라서 정확한 창상을 평가하여 적절한 드레싱제를 선택할 수 있어야 한다. 드레싱제 선택을 위해서는 종류, 크기, 한 번 사용시 필요한 양, 교체 가능 주기, 대상자와 돌봄 제공자의 순응도 등을 파악하여 선택하는 것이 필요하다. 일반적으로 습윤 드레싱제를 선택할 때는 삼출물의 양, 창상 면의 수분 흡수력에 따라서 드레싱제를 선택하게 되는데, 각 드레싱제 선택 시 참조할 수 있는 것이 투습도와 습윤 정도이다. 투습도(Moisture Vapor Transmission Rate: MVTR)는 드레싱을 통해 창상 기저부에서 습기를 배출시키는 능력이며 일반적으로 840g/m²/24시간 보다 적어야 습윤 드레싱이라고 하며 1,000g/m²/24시간 보다 낮으면 폐쇄성 드레싱에 가깝고 1,000g/m²/24시간 보다 높으면 반폐쇄 드레싱에 가깝다고 평가한다. 투습도는 드레싱제마다 다양한데 일반적으로 낮은 투습도를 가진 폐쇄성 드레싱제는 건조하거나 삼출물이 적은 창상에 적용하여 습윤한 창상 기저부를 유지하며 삼출물이 많은 창상인 경우 투습도가 높은 드레싱제를 적용하여 습기를 공기 중으로 배출하여 적절한 습윤 상태를 유지하는 것이 바람직한 드레싱제 선택이 될 수 있다. 적절한 습윤 환경을 유지하기 위해서는 드레싱제가 삼출물을 흡수하고, 수분을 제어하는 능력을 파악하여 분류할 수 있어야 한다. 드레싱을 위한 수많은 재료들이 있겠지만 임상에서 현실적으로 적용 가능한 제품들을 바탕으로 분류를 시행하였으며 이 장에서는 창상면에 접촉되는 드레싱제 재질에 따른 일반적인 분류를 간략히 설명하고, 각 드레싱제에 대한 구체적인 설명은 각 장에서 다루도록 하겠다.

1. Gauze dressing

가장 전통적인 방식의 드레싱제로 비교적 투과성이 높고 밀폐성이 낮다. 직물은 면, 합성 섬유 또는 레이온 등으로 조성되며, 멸균 또는 비멸균 형태로 적용 가능하고 접착력이 있는 경계면(border)이 있거나, 없는 형태로도 적용 가능하다. 일반 거즈로 창상을 덮을 경우 거즈의 특성 상 창상을 외부로부터 완벽히 분리하기 어려워 완전한 폐쇄를 이룰 수 없다. 완전한 폐쇄가 불가능하기 때문에 창상이 쉽게 건조해져 습윤한 상태를 만드는 것이 불가능하여 다양한 방법으로 적용하기도 한다. 삼출물을 흡수하거나 창상을 보호하기 위한 건식(dry)드레싱 방법, 거즈에 생리식염수나 준비된 소독액 등을 적셔 습윤한 거즈를 개방된 창상에 놓고 거즈가 건조된 후 떼어내는 습건식(wet-to-dry)드레싱 방법, 생리식염수나 준비된 소독액 등에 적신 거즈를 창상 부위에 적용하여 지속적으로 촉촉한 환경을 유지하는 습식(wet-to-wet)드레싱 방법이 있다. 드레싱 교환 시 조직에 잘 달라붙어 제거 시에 정상 조직을 손상시킬 수 있으므로 적용 시 주의가 필요하다.

2. Film Dressing

Film은 polyurethane 성분의 얇고 투명한 반투과성 막으로 한쪽 면에 접착력이 있다. 박테리아와 물은 통과되지 않으며 습윤 증기는 투과될 수 있다. 창상면에 일차 드레싱으로 적용 가능하며 드레싱제의 고정력을 증가시키기 위해 이차 드레싱 형태로 적용할 수 있다. 흔히 정맥주사가 피부와 연결된 부위에 고정 및 밀봉의 용도로 쓰이며 투습도가 낮고, 삼출물 흡수력이 거의 없어 삼출물이 발생하는 창상에는 사용이 부적합하다. 접착력으로 인한 주변 피부의 이차 피부 손상의 우려가 있어 약한 피부의 경우 적용 전 피부보호가 필요하며 제거 시에도 주의가 필요하다.

3. Hydrogel dressing

Hydrogel은 물과 글리세린을 기본으로 하는 친수성 중합체로 건조한 창상에 수분을 제공하고 촉촉한 치유 환경을 유지한다. 시트나 무정형 gel 등 여러 형태의 제품으로 출시되며, 창상에 수분을 공급하는데 큰 효과가 있어 건조한 창상과 괴사 조직이 있는 창상에 자가분해를 목적으로 적용할 수 있다. 창상의 온도를 낮추며 통증을 경감시키는 효과가 있다. 삼출물의 흡수 능력은 거의 없어 삼출물이 많은 창상에는 주변 피부 짓무름을 유발할 수 있어 적합하지 않으며, 사용시 이차 드레싱이 필요하다.

4. Hydrocolloid Dressing

Hydrocolloid는 친수성의 콜로이드 입자들로 구성된 드레싱제로, 시트나 파우더 형태로 출시된다. 시트 형태가 널리 쓰이며 점착성이 있어 이차 드레싱이 필요 없고 방수가 가능하다. 수분을 흡수하여 gel 형태로 변하는 특성이 있어 삼출물 흡수 시 걸쭉하고 냄새가 나는 gel이 관찰된다. 이는 종종 감염으로 오해될 수 있다. 삼출물 흡수력이 있으나 양이 많은 창상에는 사용을 피하고, 드레싱제가 폐쇄환경을 만들게 되면 미생물의 성장을 촉진하여 농양을 형성하게 되므로 감염된 창상, 건조 가피로 덮힌 창상, 허혈성 창상, 3도 화상에 적용 시에는 주의하여야 한다.

5. Alginate and Hydrofiber Dressing

Alginate는 갈색 해조류에서 추출한 알긴산과 칼슘염으로 구성되어 있어 창상의 삼출물을 흡수하면 sodium alginate gel을 형성하여 창상 표면을 습윤하게 유지한다. 칼슘 alginate 섬유의 치환된 칼슘 이온은 혈액 응고 인자의 하나로 창상 지혈에 도움을 주는 작용을 하기도 한다. 많은 양의 삼출물을 흡수하기에 적합하고, 이차 드레싱이 필요하다.

Hydrofiber는 carboxymethylcellulose로 구성되어 형태적으로 alginate와 유사하다. 삼출물을 흡수하는 능력이 우수하고, 삼출물 흡수 시 gel을 형성하는 점도 alginate와 유사하다. 삼출물을 흡수하면 gel을 형성하여 창상 표면을 습윤하게 유지하며 삼출물을 수평 방향이 아닌 수직 방향으로 흡수하기 때문에 창상 주위 피부의 짓무름을 최소화 할 수 있다. 순응성이 있고 불규칙한 모양의 창상에 적용하기 쉬우며 이차 드레싱이 필요하다.

6. Foam Dressing

가장 널리 쓰이는 드레싱제이며, 일반적으로 polyurethane으로 만들어졌고 3차원 구조를 가지고 있다. 액체를 흡수할 수 있는 작은 미세한 구멍이 있어 두께와 조성에 따라 흡수력에 차이가 있다. 세 개의 층으로 구성되어 있으며 가장 바깥 층의 보호 층은 polyurethane 필름으로 되어 있어 외부로부터 세균, 수분 및 이물질의 침투를 막는 방어막 기능을 한다. 가운데 층은 polyurethane foam으로 삼출물을 흡수하고 보유하며 창상면을 보온하는 효과가 있는 흡수층이다. 접촉층은 가장 안쪽 층이며 일차 및 이차 드레싱으로 사용된다. 접착성이 있는 제품의 경우는 창상 기저부와 주변 피부 손상 가능성이 있으므로 사용시 주의하여야 한다.

7. Composite Dressing

여러 기능을 제공하기 위해 물리적으로 서로 다른 구성 요소를 단일 제품으로 결합한 드레싱이다. 일반적으로 2개 층 이상의 재질로 구성되며, 결합된 재질의 장점을 반영하여 긍정적 효과를 끌어낸다. 다양한 창상에 일차 또는 이차 드레싱으로 적용할 수 있다.

8. Biologic Dressing

성장 인자나 세포 이식 등 생물학적 제제를 창상에 사용하는 드레싱제이다. 창상 치유에 가장 적합한 환경을 만들어 빠른 창상 치유를 돕기 위한 생체 적합성 고분자를 이용한 연구에서 더 나아가, 드레싱만으로는 창상 회복 능력을 갖지 못하는 기존 제품들의 한계를 뛰어 넘기 위해 사용되고 있다.

9. Impregnated Dressing

식염수, 바셀린 등 약제 또는 기타 용액을 거즈 및 부직포 스폰지, 로프 및 스트립 형태와 결합시켜 사용되는 드레싱제이다. 적응증은 결합시키는 약제에 따라 다르며 이차 드레싱이 필요하다. 항균 드레싱제는 창상 표면의 세균을 없애고 적정 수준의 습윤 상태를 유지할 수 있어 창상의 표면에 감염이 있을 때 사용된다.

(1) Silver

Silver는 광범위 항균(broad-spectrum antimicrobial) 효과가 있는 물질로 대부분 Alginate나 foam과 같은 타 제제들과 복합된 형태로 출시된다. 항생제와 다르게 내성을 가지지 않고, biofilm에도 좋은 효과를 보이나 세포 독성을 가지고 있어 적용 시 주의하여야 한다.

(2) Iodine

Iodine은 광범위 항균 효과가 있어 감염된 창상에 사용이 가능하다. Hydrogel이나 foam에 복합되어 출시되는 경우가 많다. Iodine이 전신적으로 흡수될 수 있어, 갑상선 질환이나 iodine 알레르기가 있는 사람, 임산부 혹은 수유 중인 산모에게는 사용에 주의를 요한다.

(3) Medical Grade Honey

의료용 꿀은 약 50여 종의 세균에 항생 효과가 있는 것으로 알려져 있다. 역시 다양한 형태의 제품으로 출시되고 있으며, 의료용이 아닌 제품은 오히려 감염의 위험이 있어 창상 치료에 사용되지 말아야 한다.

(4) 기타

DACC (dialchylcabamonyl chloride)와 같은 소수성 물질과 소수성을 띠는 병원균과 물리적으로 결합하여, 드레싱제 교환 시 병원균이 제거되는 hydrophobic 제품이나, 통증 완화를 위한 ibuprofen 함유 제품도 있다.

적절한 습윤 환경을 유지하기 위해서는 드레싱제가 삼출물을 흡수하고, 수분을 제어하는 능력을 파악하여 분류할 수 있어야 하며, 분류된 드레싱제를 적절하게 선택하기 위해서는 창상 평가가 선행되어야 한다. 창상 치료는 궁극적으로 치유에 방해가 될 만한 요소를 제거하고 부족한 부분을 보충하면서 이루어져야 한다.

창상의 상태에 따른 적절한 드레싱은 각각의 창상을 빠른 치유 상태로 유도하는 것을 의미한다. 이를 위해 평소에 다양한 드레싱 및 드레싱제 종류를 숙지하고, 이들을 다양한 창상에 적용할 수 있는 준비가 되어야 한다.

표 4-1. 드레싱제 분류 및 특성

분류	상품명(예시)	특성
Gauze dressing		– 비교적 높은 투과성 및 비폐쇄성 – 다양한 부위에 쉽게 적용가능 – 외부로부터의 세균에 대한 방어능력 부족 – 창상 기저면에 고착되기 쉬움 – 저렴한 비용

Film dressing	OPSITE Flexfix,
	Tegaderm 등
		– Polyurethane성분의 얇고 투명한 막
		– 반투과성
		  박테리아나 수분, 이물질로부터 창상을 밀폐
		  필름 내부의 공기와 수증기 투과
		– 일차, 이차 드레싱으로 사용

Hydrogel dressing	DuoDERM Gel, IntraSite, Purilon 등	– Gel, sheet 형태 – 물과 글리세린을 기본으로 하는 친수성 중합체로 습윤환경을 제공 – 우수한 생체 적합성과 탄력성 – 삼출물 흡수력이 낮음

Hydrocolloid
dressing
	Comfeel ulcer,
	Comfeel transparent,
	Duoderm CGF,
	Duoderm extra thin 등
		– Sheet, powder, paste 형태
		– 친수성의 콜로이드 입자들로 구성
		– 완전 폐쇄(occlusive), 반투과성, 반폐쇄
		  (semiocclusive)드레싱
		– 삼출물 흡수시 gel 형성
		  습윤 환경을 유지하고 자가분해를 촉진

Alginate,
Hydrofiber dressing
	Alginate: Algisite, SeaSorb,
	Kaltostat 등
	Hydrofiber: Aquacel 등
		– Sheet, rope 형태
		– Alginate: 알긴산과 칼슘염으로 구성
		  Hydrofiber: Carboxymethylcellulose 성분
		– 삼출물 흡수력이 매우 우수
		– 삼출물 흡수시 gel 형성
		  습윤 환경을 유지하고 자가분해를 촉진

Foam dressing	Allevyn, Biatain, Medifoam, Mepilex 등	– Polyurethane을 기반으로 구성 – 삼출물 흡수력이 우수 – 가스와 증기의 투과가 가능 – 적응증이 광범위하여 다양한 창상에 적용가능
Composite dressing	Aquacel Surgical, Versiva XC	– 다양한 종류의 드레싱제가 결합되어 결합된 종류의 장점은 살리고, 단점은 보완 – 다양한 창상에 일차 또는 이차 드레싱으로 적용

〈다음 페이지에 계속〉

표 4-1. 드레싱제 분류 및 특성(계속)

분류	상품명(예시)	특성

Biologic dressing	CollaDerm,
	Proheal,
	AmniSite-BA,
	Kaloderm 등
		- 생물에서 유래된 드레싱제로 자체에
		  조직재생기능이 있음
		- 기질 함유 드레싱제, 세포함유 드레싱제, 합성
		  드레싱제 등

Impregnated dressing	Aquacel-Ag,
	Acticoat,
	Betafoam,
	Medihoney 등
		- 약제 또는 기타 용액을 거즈 및 부직포 스폰지,
		  로프 및 스트립형태와 결합시킨 드레싱제
		- Silver, Iodine, Honey impregnated
		  dressings 등 다양한 형태의 제품

References

1. 박경희. 그림으로 보는 상처관리. 서울: 군자출판사. 2010.

2. Dhivya S, Padma VV, Santhini E. Wound dressings—a review. BioMedicine 2015; 5: 24.

3. Han HH, Oh DY. Selection of dressing materials in chronic wound management. J Korean Med Assoc 2015; 58: 809.

4. Pauline B. How to choose the appropriate dressing for each wound type. Wound essentials 2010; 5: 140.

5. Shai A, Maibach HI. Wound healing and ulcers of the skin: diagnosis and therapy—the practical approach. Springer Science & Business Media. 2005.

Chapter 5

Reimbursement and Documentation

박현숙, 한은진

최근 보건 의료계에는 의료 기술의 발달로 인한 고가 장비 및 기술의 도입과 의료 형평성 부족, 인구의 고령화 등으로 의료비 증가가 사회적 문제가 되고 있다. 이에 정부는 의료보험 체계를 보완하여 국민들의 건강 수준을 향상시키고자 노력하고 있다.

창상 전문가들은 이와 같은 시장 변화에 대응하기 위해 현재 의료보험 체계의 강점과 취약점을 잘 알고 대비해야 하며, 효과적인 창상 치료의 근거를 제시하여 의료보험 체계에 반영할 수 있도록 지속적인 연구와 노력이 필요한 때이다.

특히 보험수가와 관련된 정확하고 자세한 창상 관련 기록을 통해, 무분별한 의료비 지출에 대해 경계하는 사회적 우려를 없애고 올바른 창상 관련 보험 체계의 정립에 박차를 가해야 한다.

그러므로 이 장에서는 의료보험 체계와 함께 보험수가에 반영되고 창상 관련 의료 행위에 법적인 근거로서 제시되는 창상 관련 기록에 대해서도 살펴보고자 한다.

1. 우리나라 건강보험 제도

우리나라의 건강보험 제도는 세계에서 유례없는 단기간에 전 국민건강보험 제도를 달성하였고 당연지정제(모든 요양기관들은 정당한 사유 없이 건강보험을 거절할 수 없게 하는 제도), 누진적 보험료 납부 체계를 포함한 우수한 사회보험 제도라는 점에서 높은 평가를 받고 있다.

또한 우리나라는 적은 보건 의료 인력과 적은 의료비(OECD 평균 의료비 $3,233, 한국 평균 의료비 $,1,897)로 건강한 사회를 만들어 냈다. 평균 수명은 OECD 평균을 넘어섰고, 지난 50년 동안 가장 빠르게 수명이 증가한 나라이다. 뿐만 아니라 많은 선진국에서는 전문 진료를 받기 위해 1달 이상 기다린다고 하지만, 대한민국은 높은 의료 접근성 때문에 필요 시 언제든지 전문 진료를 받을 수 있게 되었다.

건강보험제도가 정착 될 당시 우리나라의 1인당 GDP는 약 1,000달러(1977년) 정도로 경제적으로 매우 어려운 시기였기(2015년, GDP 2만 8,000달러) 때문에 재정을 충분히 마련할 수 없는 상황에서 시작된 제도다. 결국 건강보험제도는 구조적으로 보장성이 낮고(저-보장) 의료 수가도 낮은 제도(저-수가)로 완성 되었다.

그러나 오늘날 의료환경은 변화되었고 국민들의 특성과 의료서비스에 대한 요구 수준이 달라졌을 뿐 아니라, 의료기술의 발달과 더불어 전반적인 의료서비스의 수준 역시 높아진 만큼 건강보험제도에 대한 요구도는 국민건강보험이 출범할 당시와는 많이 달라졌다. 이는 현 상황에 적합한 건강보험제도에 대한 논의가 활발히 이루어지고 있는 이유이기도 하다.

1) 건강보험 제도의 문제점

(1) 저-부담

저-부담이라고 하여 국민들이 부담하는 것이 적다는 의미는 아니다. 국가가 부담하는 의료비가 적다는 의미이다.

다른 나라에 비해 입원 기간은 2배, 외래 진료를 2배 많이 받지만 국가의 의료비는 매우 적게 지출되고 있다. 진료비가 매우 싸기 때문에 가능한 일이다. 언뜻 보면 공적 재화인 의료를 싸게 구입해서 사용할 수 있다는 것은 모두에게 이익이 되는 듯 보이지만 정작 국민 개인이 지출하는 의료 비용은 매우 큰 것이 현실이다.

2010년 OECD 전체 국민 의료비 대비 국가 부담률은 평균 약 71.9%이지만 우리나라는 전체 의료비 대비 국가 부담률이 58.2%로 상당히 낮은 수준에 머물러 있음을 알 수 있다. 국민의 건강권을 지키기 위해서 정부는 의료비에 필요한 재원을 더 확충하여 더 이상 의료비 정책을 저부담이 아닌 적정 수준에서 국가가 부담하는 정책으로 변경해야 한다.

(2) 저-보장

국가의 저부담 정책으로 인하여 우리나라 건강보험 제도는 보장성이 낮아 결국 국민들이 의료비로 지출하는 비용이 매우 높다. 우리나라 건강보험 제도는 '본인 부담금(급여 항목 중 환자가 직접 지불하는 돈)'이 낮은 것이 큰 장점이라고 여겨지지만, 급여 항목의 5-60%만 내고 있는 본인 부담금이 낮아도 비급여 항목이기 많기 때문에 국민 개인이 지출하는 의료비 총액은 많을 수밖에 없다.

이러한 결과로 국민 1인당 GDP 대비 의료비 지출이 OECD 평균에 비해 매우 낮음에도 불구하고(2011년 기준 6.9% vs 9.6%) 중증 질환에 걸렸을 경우 의료비 지출 비용은 최고 수준이다. 중증 질환 치료에 대한 보장 범위가 적기 때문에 중증질환자의 경우 과중한 의료비 지출을 하게 되어 큰 부담이 되고 있다.

국제보건기구(WHO)는 재난적 의료비 기준을 본인이 직접 지출하는 의료비(건강보험+법정 급여 본인 부담금+비급여 본인 부담금)가 연간 가구 소득의 40%를 넘는 경우로 정의하였는데, 대부분 유럽 선진국들은 재난적 의료비 경험 가구가 없거나 있더라도 2%(미국이 2.0% 가장 높음)정도나 우리나라 비중은 3.7%로 매우 높은 수준이며, 특히 하위 10% 소득 계층의 18.4%는 재난적 의료비를 경험하고 있는 것으로 나타났다.

(3) 저-수가

수가에 대한 의미를 잘 살펴보면 저-수가에 대한 병원 측의 문제 제기를 병원의 수익을 위한 집단 이기주의적인 주장으로 생각할 일은 아니다.

수가란 건강보험공단에서 보험금을 지급하는 급여 항목에서 '건강보험공단에서 지급하는 보험금'과 '환자의 본인 부담금'을 합한 것을 말한다. 수가에는 비급여를 포함하지 않는다. 병원 수익은 수가에 비급여를 합산한 것이 된다.

때문에 병원은 낮은 수가로 손해 보는 것을 비급여에서 만회하고 빠르게 환자 수를 늘리지 않는 이상 수익이 나지 않는 기형적인 의료 환경에 처해 있다.

정부는 비급여 항목을 줄이려는 움직임을 보이고 있지만 비급여 항목이 늘어나는 근본적인 이유를 해결하는 것이 선행되어야 한다. 만약 비급여만을 조절하려 한다면 이는 다시 의료 서비스 제공 시 원가를 보전하기 위한 의료 행위를 초래하여 질이 낮은 의료 서비스를 과잉 제공하게 되는 악순환을 유발하게 될 것이다.

정부 용역으로 시행된 '건강보험 일산병원 원가 계산 시스템 적정성 검토 및

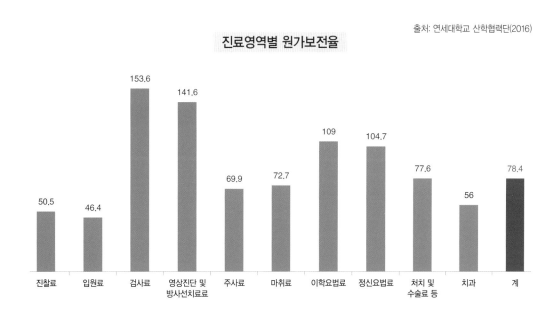

출처: 연세대학교 산학협력단(2016)

진료영역별 원가보전율

그림 5-1. 건강보험 일산병원 원가 계산 시스템 적정성 검토 및 활용도 제고를 위한 방안

활용도 제고를 위한 방안' 연구 보고서에 따르면 현 의료 수가의 원가 보전율은 78%에 불과하다는 것을 알 수 있다. 창상 치료를 포함한 처치 및 수술료는 77.6%로 원가 보전율의 평균 이하임을 알 수 있다. 효과적이고 적극적인 창상 치료를 위해서는 환자를 입원시켜 항생제 주사를 투여하며 드레싱을 시행하고 것이 기본이며, aseptic 드레싱을 위해 수술실에서 시행한다면 병원 입장에서는 손해가 아닐 수 없다. 이를 알면서도 의료진이 손해를 감수하고 사명감만으로 시행해야 하는 것이 의료 상황이다. 때문에 창상 치료를 전문적으로 하는 병원과 전문 의료진이 충분하지 않아 중증 창상 환자들이 적절한 시기에 적절한 치료를 받지 못하여 불필요한 의료비를 지출하는 상황들이 발생하고 있다.

그러므로 새로운 의료 기술이 나와도 지출을 줄이기 위한 저수가 정책을 고수함으로써 의학적으로 필요한 상황에 적절히 의술을 사용하지 못하고 경제 논리에 의해 의술 사용여부가 결정되는 경우가 있어 의료발전을 저해하고 있다는 평가를 받기도 한다. 창상 치료 역시 지출을 줄이기 위한 저수가 정책 때문에 발전된 기술을 적극적으로 사용하지 못하고 도움이 되는 창상 치료 제품을 사용해 보지도 못하는 경우가 있다.

안전을 포함하여 창상에 효과적인 치료를 위해 진료 수가를 적정 수준으로 조정하여 의료의 질을 보장하는 것은 결국 적절한 치료를 위한 전제 조건이 될 것이다.

이에 창상 관련 건강보험 제도의 문제점들을 해결하기 위한 '적정부담-적정 보장-적정 수가' 개선안이 마련되기 위해 창상 전문가, 정책 입안자, 실무자와의 적극적인 의사소통을 통한 상호 이해가 절실하다.

2. 보험인정기준

1) 창상 치료 재료

습윤 드레싱의 경우 창상에 습윤 환경을 만들어 주어 과거에 거즈로 치료하던 시기 보다 창상 치유 시간을 단축하여 최근 크게 각광받고 있는 창상 치유 제품이다. 이것의 효과에 대해서 근거가 충분한 만큼 2016년도 보험 인정 기준이 확대 되었다.

그럼에도 불구하고 애매하게 표현된 요양급여기준들로 인해 임상현장에서는 삭감 당할 것을 염려 하여 환자를 위해 적극적으로 사용하지 못하는 분위기이다.

예를 들면, 보험 기준에 "만성 궤양 등 장기적 드레싱을 요하는 경우"라는 표현은 해석에 따라 여러가지 의미를 가진다.

첫째, '만성 궤양, 등'이라고 표현 함으로써 만성 궤양 이외의 창상에도 사용 가능하다는 의미로 해석될 수 있다.

둘째로는 '만성 궤양'은 정의가 매우 다양하기 때문에 정의에 따라 적용 기준이 달라진다. 만성창상이란 창상 치유기전에 따라 치유되지 못한 창상을 의미하는데, Mustoe는 3개월 이내에 치유되지 않는 창상을 만성창상이라 정의하였다. 문제는 급성창상와 만성창상의 구분에서 시간적인 기준은 모호하며 급성창상이라 하더라도 병변의 위치나 창상 발생원인, 환자의 나이 및 전신적인 건강상태 등이 창상 치유를 결정하는 변수가 많아 창상을 만성화 시키는 요인은 매우 다양하므로 급성창상와 만성 창상를 구분하는 것은 쉽지 않다.

이런 문제를 해결하기 위해서는 사용에 대한 평가를 할 때는 임상 전문가들의 의견이 반영되는 것이 필요하다.

또한, 만성 궤양을 3개/주, 4주간 인정이라는 기간으로 한정 시켜 창상 치료를 위해 습윤드레싱을 충분히 적용하지 못하는 어려움에 직면하게 된다. 이러한 문제점 때문에 보험인정 기준 내에서 드레싱제를 사용하기 위해 경우에 따라서는 바람직하지 않은 방법을 사용하는 사례도 있다. 예를 들어 1×1cm의 작은 창상에 20×20cm의 큰 습윤드레싱 제품을 처방하여 여러 번 잘라 쓰는 경우 이다. 드레싱 제품은 무균적으로 사용하는 것을 원칙으로 하는데 큰 제품을 여러 번 잘라 사용하면 감염의 위험성이 노출되기 때문에 적절한 방법이 아니다. 그러나 돈을 직접 부담하는 환자 입장에서는 감염관리까지 고려하지 못하고 요구하는 경우가 있다.

일본의 경우 창상제품의 보험 가격 분류가 창상 깊이 단위와 면적으로 결정되어 있다. 진피 손상까지의 깊이 경우 ㎠당 6엔을 지원 받으며, 피하조직 손상까지의 깊이의 경우에는 10엔/㎠, 37엔/g 을, 근과 뼈 손상까지의 깊이의 경우에는 25엔/cm² 을 지원받는 시스템이다. 무분별한 보험 청구를 막고 정말 필요한 환자에게 적절히 처방할 수 있는 근거를 정확히 제시하고 있다.

다른 예로는 수포성 표피박리증(epidermolysis bullosa)의 보험 기준이 2016년도에 주 3개에서 주 7개 사용으로 확대된 것(물론 실제 사용 개수는 그 이상이지만)은 환영할 만한 일이다. 수포성 표피박리증은 피부를 구성하는 단백에 돌연변이가 발생하어 작은 마찰에 의해서도 쉽게 수포와 미란이 발생하는 유전 질환이다. 시소한 외상에도 피부에 쉽게 수포가 형성되는 희귀한 유전성 질환군으로 환아, 부모 뿐 만 아니라 의료진들까지도 치료에 있어서 매우 큰 도전이다. 그러나 수포성 표피박리증과 비슷한 증상이 나타나는 Stevens-Johnson Syndrome(SJS), Toxic Epidermal Necrolysis(TEN)의 경우는 보험 적응증에 포함되지 못하였다.

증상도 비슷하고 전신 질환으로 사망률이 꽤 높을 뿐만 아니라 전신 드레싱에 소모되는 비용이 매우 고가임에도 아직 요양 급여 기준 고시 적응증에는 반영되지 않았다. 만약 이 요양 급여 기준 고시를 만들 때 다양한 창상 전문가의 의견을 충분히 들었다면 중증 창상 환자들을 위한 합리적 요양 급여 고시를 만들 수 있었을 것이다.

관련근거–보건복지부 고시 제2016–190호, 2016.9.30
2016년 10월 1일 부터 시행

표 5–1. 보험 인정 기준 – 치료 재료

명칭	요양 급여 기준 고시
습윤 드레싱 류	1. Hydrocolloid 재질 등의 습윤 드레싱(moist wound healing dressing)은 창상 부위의 삼출물 흡수 및 습윤 환경을 주어 창상 치유 시간을 줄이는 등의 장점을 감안하여 다음의 경우에 요양 급여를 인정함. – 다 음 – 가. 삼출물이 많은 심부 2도 이상 화상의 경우 –3개/주, 4주간 인정 –20% 이상의 심한 화상의 경우는 –7개/주, 4주간 인정 나. 만성 궤양 등 장기적 드레싱을 요하는 경우 –3개/주, 4주간 인정 다. 수포성 표피박리증(epidermolysis bullosa)의 경우 –7개/주, 실사용 기간으로 인정 2. 상기 1항의 급여 대상 이외 적응증 및 인정 개수를 초과하여 사용한 치료 재료 비용은 「요양급여 비용의 100분의 100 미만의 범위에서 본인 부담률을 달리 적용하는 항목 및 부담률의 결정 등에 관한 기준」에 따라 본인 부담률을 80%로 적용함.
은 코팅 흡수성 드레싱	1. 은 이온 성분의 살균 작용에 의하여 창상 치유를 유도하는 은 함유 드레싱제는 화상에 한하여 다음의 경우에 요양 급여를 인정함. – 다 음 – 가. 신체 피부 또는 인공 피부 이식 병변의 경우 부위별 1회 인정 나. 피부 이식 2주 후 또는 화상이 치료 3주 후에도 치유되지 않는 불완전 창상의 경우 부위 별 1회 인정 다. 공여 피부 부족으로 2회 이상 같은 부위를 채피한 경우 1회 인정 라. 감염된 채피창(donor site) 병변의 경우 부위별 1회 인정 마. 피부가 얇아 연골이나 인대가 쉽게 노출되는 귀, 코 등 부위의 경우 치료 기간 중 2장/2주 인정 2. 상기 1항의 급여 대상 이외 중증(major burn) 이상의 심부 2도 화상 상치(burn dressing)에 사용한 치료 재료 비용은 「요양 급여 비용의 100분의 100 미만의 범위에서 본인 부담률을 달리 적용하는 항목 및 부담률의 결정 등에 관한 기준」에 따라 본인 부담률을 80%로 적용함.
인공피부	손상된 진피 조직을 덮어 조직의 대체 및 수복에 사용하는 치료 재료인 인공 피부는 수술 후 반흔 구축을 최소화하고 이식 부위 관절의 기능을 유지시키는 점 등을 감안하여 다음의 경우에 인정하되, 인정 개수를 초과하여 사용한 경우에는 치료 재료 비용은 전액 본인이 부담함. – 다 음 – 1. 적응증: 가. 관절부위를 포함하는 중증(major burn) 3도 화상 나. 건, 뼈 등의 노출이 동반된 외상 다. 운동 제한(관절 부위)을 동반한 외상, 화상의 반흔 구축의 재건 2. 인정 개수 체표 면적의 20% 범위 내 개수 다만, 체표 면적 20% 범위가 2500cm^{2}을 초과하는 경우에는 2500cm^2 이내 개수 3. 기타. medical photo, 진료 기록부(화상의 정도와 넓이 명시)등

〈다음 페이지에 계속〉

표 5-1. 보험 인정 기준 - 치료 재료(계속)

명칭	요양 급여 기준 고시
진공음압창상 치료 시 사용되는 치료재료	1. 진공음압창상 치료(창상 부위를 진공상태로 만든 후 음압 장비와 연결하여 불순물을 흡인하는 치료방법)에 사용하는 치료 재료는 진공음압창상 치료 전의 진료 기록(창상의 크기와 깊이 등 명시)과 해당 환부의 사진이 있는 다음의 경우에 요양 급여를 인정함. 　　－ 다 음 － 　　가. 적응증 및 인정 개수 　　　　(1) 육아조직 형성이 필요한 급성 개방성 창상 중에서 다른 국소처치로는 　　　　　　육아조직 형성 촉진이 가능하지 않은 경우 　　　　　　(가) 창상 피복재: 3개 이내/주, 3주 이내로 인정 　　　　　　(나) 일회용 삼출물 흡인통: 치료기간 중 1개 인정 　　　　(2)만성 개방성 창상 중에서 당뇨병성 궤양, 압박성 궤양 　　　　　　(가) 창상 피복재: 3개 이내/주, 3주 이내로 인정 　　　　　　(나) 일회용 삼출물 흡인통: 치료기간 중 1개 인정 　　　　(3)그물망형 이식(Meshed graft), 피판(Flap) 　　　　　　(가) 창상 피복재: 3개 이내/주, 2주 이내로 인정 　　　　　　(나) 일회용 삼출물 흡인통: 치료기간 중 1개 인정 　　나. 금기증 　　　　－ 딱지가 있는 괴저성 조직 　　　　－ 아직 치료를 받고 있지 않은 골수염 　　　　－ 장(腸)이 아닌 진료하지 않은 루(瘻)(non-enteric and unexplored fistulas) 　　　　－ 악성 창상(malignancy in the wound) 　　　　－ 노출된 맥관(脈管) 　　　　－ 노출된 신경(nerves) 　　　　－ 노출된 문합 부위(anastomotic site) 　　　　－ 노출된 장기(organs) 　　　　－ 창상부위에 암(cancer)이 있는 경우 2. 상기 1항의 급여대상 이외 적응증 별 인정 개수를 초과하여 사용한 치료 재료 비용은 「요양 급여 비용의 100분의 100 미만의 범위에서 본인 부담률을 달리 적용하는 항목 및 부담률의 결정 등에 관한 기준」에 따라 본인 부담률을 80%로 적용함. (고시 제2016-190호, '16.10.1 시행)
처치 및 수술시 사용되는 소모성 재료 (Tegaderm, loban)	처치 · 수술 시 사용되는 소모성 재료로 수술 전 피부 준비용 플라스틱 tape (상품명: loban 등)과 환부에 부착시키는 반투과성 막인 멸균 드레싱용 재료(상품명: Tegaderm 등)에 대하여 재료대 별도 인정 여부를 검토한 결과, 소독제인 Iodine이 점착되어 있는 수술 전 피부 준비용 플라스틱 Tape은 지속적인 항균 및 멸균 상태 유지로 수술 중이나 수술 후의 감염 방지 효과와 수술 부위 절개 · 봉합을 용이하게 하여 조직 손상이 감소되는 장점이 있으나 수술 시 및 수술 후의 감염 예방을 위하여 보조적으로 사용하는 재료로서 소정 수술료에 포함되므로 별도 산정할 수 없음. 그러나 투명한 반투과성 멸균 드레싱 재료는 염증 반응이 없는 창상부(clean wound)에 접착시켜 드레싱의 제거 없이 창상 부위의 관찰이 용이하고, 외부의 산소 투과 및 내부의 땀과 수분의 방출로 정상적인 피부 기능을 유지하여 합병증 예방 효과가 있으며 1회 사용으로 장기간(3-4일간)의 드레싱 유지가 가능하여 처치 횟수 감소의 장점이 있으므로, 동 재료는 [central IV line]과 [skin graft donor site]에 사용한 경우에 한하여 실 사용량을 별도 산정하되, 이외의 경우에는 해당 처치 및 수술료에 포함되므로 그 비용을 별도 산정할 수 없음.(고시 제2000-73호, 01.1.1 시행)

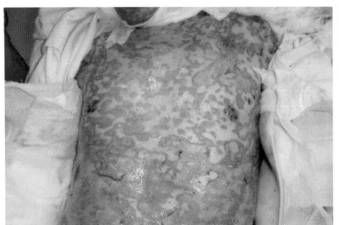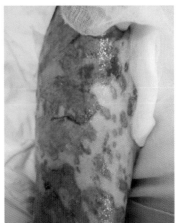

그림 5-2. Toxic epidermal necrolysis

감염이 의심되는 창상에 사용할 수 있는 '은 코팅 흡수성 드레싱'은 화상에 한하여 요양 급여가 인정되는 품목이다. 창상 전문가들 입장에서는 은 코팅 흡수성 드레싱을 만성창상에 적절하게 잘 사용했을 때 매우 효과적인 창상 제품이다. 특히 전세계의 욕창 전문가가 모여 연구 문헌을 검토하여 만든 국제 임상 실무지침서 욕창의 예방과 치료(2014)에서는 '임상적으로 감염되거나 중증 집락화된 욕창, 감염의 위험이 있는 욕창에는 은 함유 드레싱을 사용하라고 권고하고 있으며, 강도 B로 추천하고 있다. 그러나 화상 치료가 아닌 다른 창상 치료를 위해 사용하는 것에는 보험 인정이 되지 않고 있어서 어려움이 있다.

처치 및 수술 시 사용되는 소모성 재료는 '수술 전 피부 준비용 플라스틱 tape은 지속적인 항균 및 멸균 상태 유지로 수술 중이나 수술 후의 감염 방지 효과와 수술 부위 절개·봉합을 용이하게 하여 조직 손상이 감소되는 장점이 있으나 수술 시 및 수술 후의 감염 예방을 위하여 보조적으로 사용하는 재료로서 소정 수술료에 포함되므로 별도 산정할 수 없다.'라고 고시하였다.

이것이 우리나라의 처치 및 수술료의 원가보전률이 77.6%(연세대학교 산학협력단, 2016)에 불과한 이유 중 하나다. 모든 것이 수술료에 포함되어 있기 때문에 별도 산정할 수 없는 것이 많아 감염 예방에 도움이 되는 재료일지라도 사용시 손해를 보기 때문에 병원은 이를 감수하고 사용해야 한다. 별도 산정 품목으로 인정받기 위해서는 기존 치료 재료에 비해 효과가 좋고 효율적이라는 것을 입증할 수 있는 근거를 제시할 수 있도록 창상 전문가들의 지속적인 연구를 위한 노력이 필요하고, 정부도 규제보다는 근거 있는 다양한 창상 드레싱제에 대한 포괄적인 검토를 해야 한다.

2) 보험 인정 기준 - 처치

의료행위 가격인 건강보험 수가는 '환산 지수×상대 가치점수'로 결정된다.

환산지수는 상대가치 단위 점수 당 비용(원가)을 나타내는 개념이며, 상대가치점수는 소요된 자원 소모량을 기준으로 요양급여 의료 행위의 가치를 비교해 각 항목 사이의 상대적인 점수를 나타낸다.

상대가치는 업무량, 진료비용, 위험도로 구성된다. 업무량은 주시술자의 시간, 노력에 대한 개념으로 행위를 하는데 걸리는 시간과 육체적·정신적 강도를 반영해 산정한다. 진료 비용은 임상 인력 인건비, 장비비, 재료비 등에 대한 비용을 말한다. 임상 인력의 업무와 참여 시간, 의료장비·기구의 사용 개수와 사용 시간, 별도 보상되지 않는 의료 소모품 종류별 사용량 등을 고려해 책정된다.

그러나 처치 관련된 수가를 검토해 보면 실제 임상에서는 시행하고 있으나 산정지침이 모호하거나 실제 시행되는 행위나 수가가 없는 경우가 있음을 알 수 있다. 건강보험 수가를 만들 때 창상 전문가의 의견이 반영되지 않아 현실이 반영되지 않았음을 알 수 있다.

의료 행위의 변화는 의료 기술 발전과 같이 빠르게 적용되어야 하기 때문에 발전하는 의료 행위의 등재와 개정, 그리고 삭제를 원활하게 하기 위해서는 전문가 단체의 참여가 절대적으로 필요하다. 현재 우리나라의 의료 현 상황을 파악해서 미래를 준비하게 하는데도 중요한 일이다.

관련근거−보건복지부 고시 제2016−147호, 2016.8.4
2016년 9월 1일부터 시행

표 5-2. 보험 인정 기준 – 처치

수가명	EDI 코드	요양 급여 기준 고시
단순 처치(1일 당) Simple dressing	M0111	1. 수술창의 처치(경미한 염증), 열상 및 좌상의 처치 산정(1일 1회만) 2. 수술 익일부터 산정 3. 같은 날에 여러 부위에 실시한 경우에는 두부, 복부 배부, 좌우 상하지 7부위로 구분하여 1위별로 1회만 산정(상급 종합병원 중환자실에 입원 시 2회 산정) 4. 산정 불가: 사용된 거즈, 탈지면, 붕대, 반창고, 소독약(포비돈 iodine액 등) 5. 별도 산정 가능: 생리식염수 총 사용량이 500ml 이상인 경우는 실 사용량 인정 , Elastic bandage .실 사용량 인정
염증성 처치 (1일당) Infective wound dressing	M0121	1. 수술창의 심한 염증 처치, 심한 욕창, 염증이 심한 창상의 처치에 산정(1일 1회만) 2. 수술 익일부터 산정 3. 같은 날에 여러 부위에 실시한 경우에는 두부, 복부 배부, 좌우 상하지 7부위로 구분하여 1위별로 1회만 산정(상급 종합병원 중환자실에 입원 시 2회 산정) 4. 산정 불가: 사용된 거즈, 탈지면, 붕대, 반창고, 소독액(포비돈 iodine액 등) 5. 별도 산정 가능: 생리식염수 총 사용량이 500ml 이상인 경우는 실사용량 인정, Elastic bandage.실사용량 인정
체위 변경 처치 (1일 당)	M0143	체위 변경 처치는 척수 손상, 뇌졸중 환자 등에게 혈액순환 도모 및 욕창 방지 등을 위해 피부마사지를 포함한 체위 변경 시에 인정함. (고시 제 2015−155호, '15.9.1. 시행) 상급 병원 중환자실에 입원 시 3회/일 산정
당뇨병성 족부병변 시 포비돈 요도드액 담금처치의 급여 기준		당뇨병성 족부병변(Diabetes Foot)에 포비돈 iodine (Povidone Iodine)액 담금 처치(Soaking)를 실시하는 경우 수기료는 자2−가(2)염증성 처치로 산정하며 사용된 포비돈 iodine액, 주사용 멸균 증류수 또는 생리식염수의 비용은 소정 금액에 포함되어 별도 산정하지 아니함. (단, 생리식염수의 총 사용량이 500ml 이상인 경우는 별도 산정) (고시 제 2015−44호, '15.7.1. 시행)
고압산 소처치의 수가 산정방법	M0586 1시간까지: M0587 2시간까지: M0588 (1일 당)	고압산소 처치를 동일 날 오전 오후로 나누어 시행할 경우에는 실 처치 시간을 합산하여 자586 고압산소 처치 해당 항목 소정 점수를 1회만 산정하며, 각 적응증 별 수가 산정 방법은 다음과 같이 함. − 다 음 − 가. 일산화탄소 중독, 감압병(잠수병), 가스 색전증, 혐기성세균감염증 (가스 괴저증), 시안화물중독증에 고압산소 처치 시는 자586 해당항목 소정 점수 산정 나. 화상, 버거씨병, 식피술 또는 피판술 후, 수지 접합수술 후, 방사선치료 후 발생한 조직 괴사 등에 고압산소 처치 시는 처치 시간 1시간 이내는 자 586가 소정 점수를 산정하고,

〈다음 페이지에 계속〉

표 5-2. 보험 인정 기준 - 처치(계속)

수가명	EDI 코드	요양 급여 기준 고시
		1시간 초과 시는 자586가 소정 점수의 200%를 산정함. 단, 통상 2주 이내로 실시함을 원칙으로 하되, 연장 실시가 반드시 필요한 경우에는 사례 별로 인정함. (고시 제2016-151호, '15.9.1. 시행)
Air Fluidized Therapy (실리콘 e bed) 〈1일 당〉	MM380051	화상이나 욕창 치료 시 사용하는 Air Fluidized Therapy (실리콘 e Bed)는 다음의 경우에 인정함. – 다 음 – 가. 화상 심도 2도 이상의 환자 중 배부(背部) 또는 　　하지부의 화상 환자 나. 사지마비 환자나 혼수 환자 다. 전격 화상(電擊火傷)으로 화상 심도가 깊거나 녹농균 　　(Pseudomonas)감염 환자 라. 기타 진료 상 필요한 경우는 의사의 진료 소견서 참조하여 　　사례 별로 인정(고시 제2008-169호, '09.1.1. 시행)
변연절제를 포함한 Including Debridement	SC021C SC022C SC023C	(가) 제1범위 　1) 길이 2.5cm 미만 　2) 길이 2.5cm 이상-5.0cm 미만 　3) 길이 5.0cm 이상이거나 근육에 달하는 것 (나) 제2범위(1범위 당) 　1) 길이 2.5cm 미만 　2) 길이 2.5cm 이상-5.0cm 미만 　3) 길이 5.0cm 이상이거나 근육에 달하는 것
일반 처치 또는 수술 후 처치 등 (1일 당) Dressing or Post-Operative Dressing etc.	M0111F M0111F M0111E M0111G M0111I M0111C M0111D M0111H	1. 수술 후 처치료는 수술 익일부터 산정한다. 2. 사용된 거즈, 탈지면, 붕대, 반창고의 비용은 소정 점수에 포함되므로 　별도 산정하지 아니한다. 3. 같은 날에「다」와「라」,「마」와「사」,「바」와「자」또는「아」와「자」를 실시한 　경우에는 둘 중 한 항목의 소정 점수만을 산정한다. 4. 같은 날에「가」의 (1) 또는 (2)를 여러 부위에 실시한 경우에는 두부, 복부, 　배부, 좌·우·상·하지 7부위로 구분하여 각 부위 별로 소정 점수를 1회만 　산정한다. 5. 다만, 상급 종합병원 중환자실에 입원 중인 경우에는 [1일 당], 　'주3' 및 '주4'에도 불구하고 1일에「가」는 2회 이내,「라」와「바」는 　3회 이내로 산정한다. 　(기본 코드 5번째 자리에 5로 기재)

(1) 원가를 보전하지 못하는 수가

변연절제술과 창상 처치(wound dressing)는 창상 치료의 대표적인 수가다.

변연절제술은 개수 당으로 산정하게 되어 있다. 문제는 두개 이상의 변연절제술을 시행했을 때 산정 점수가 작아지는 것이다. 여러 부위인 경우 전신을 두부, 복부, 배부, 좌·우·상·하지의 7부위로 구분하여 각각 산정할 수 있지만 한 부위에 크고 심각한 창상이 여러 개 있는 경우라면 수가를 보전 받지 못하게 된다.

창상이 근접한 경우 4×4inch 거즈 범위 내에 포함되는 경우에는 제1범위 분류 항목을 산정하고, 4×4inch 거즈 한 장 범위를 초과하는 경우에는 두 장째 범위부터 제1범위 당 제2범위의 분류 항목으로 각각 산정하게 된다.

보험 인정 기준에 의하면 창상 처치는 하루에 한 번만 소독 가능하도록 되어 있다. 다만, 상급 종합병원 중환자실에 입원 중인 경우에는 1일에 창상 처치는 2회 이내로 허락된다. 그 이상 창상 처치가 필요한 경우에는 산정할 수 없다. 중증 창상환자의 경우 여러 번 치료해야 하는 경우가 있음에도 불구하고 수가 산정이 허용되지 않는다.

표 5-3. 중증 창상 처치의 예

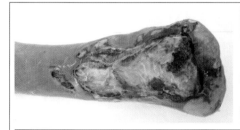
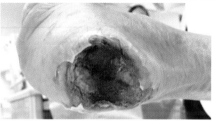

시술 전 사진

당뇨발을 치료받고 있는 56세 남환으로 왼쪽 다리에 발등과 뒤꿈치에 심각한 창상으로 입원하여 정맥주사 항생제 치료를 받으면서 창상 전문치료를 받았다.

다음은 하루 동안 치료받은 처치 내용이다.

치료	수가 코드(처치)
Drilling	Debridement
Debridement (Ostectomy)	Debridement
Sono Debridement	Debridement
NPWT	Infectious Wound Dressing

창상 전문치료를 위해서 주치의, 전공의, 창상 전문간호사, 간호사 등 여러 의료진들이 같이 치료를 진행하였으며 창상 치료에 의해 감염이 전파되지 않도록 감염 관리가 가능한 치료실에서 시행하였다.

여러가지 치료를 시행하였지만 처방할 수 있는 수가는 창상 하나 당 변연절제술 3개와 염증성 처치 하나이다. 다행히 창상은 근접해 있지만 4×4inch 거즈 범위를 초과하였기 때문에 병원은 창상 하나 당의 처치료를 받을 수 있었다. 그러나 산정 점수가 작아지기 때문에 노력한 것에 비해 그다지 큰 이익은 아니다.

중증창상으로서 하루에 여러 번 드레싱 하는 것이 도움이 되겠으나 여러 번 소독한다고 하더라도 처치 수가를 1회만 산정할 수 있다. 다행히 음압 치료를 적용할 수 있는 시점에는 치료를 하루에 여러 번 하지 않아도 되므로 병원 손해를 면할 수 있었다. 치료 결과 창상은 호전되었고 성형외과적으로 수술이 가능하게 되었다.

시술 후 사진

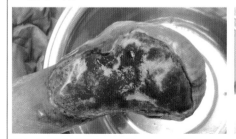
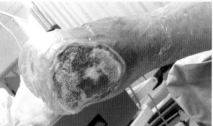

(2) 수가의 부재

전문 창상 관리는 단순히 수술과 드레싱만으로 해결되는 것이 아니다. 치료보다 예방이 더 중요하기 때문에 예방을 위한 교육이 많이 시행 되고 있다.

체위 변경 처치는 척수 손상, 뇌졸중 환자 등에게 혈액순환 도모 및 욕창 방지 등을 위해 피부마사지를 포함한 체위 변경 시에 인정하고 있다.

그러나 체위 변경이 필요한 환자는 척수 손상, 뇌졸중 환자만이 아니라 모든 욕창 고위험 환자를 대상으로 시행되어야 한다. 또한 임상에서는 2시간마다 시행하도록 권고하고 있으나 보험고시는 상급 병원 중환자실에 입원 시 하루 3회만 산정 가능하게 하였다.

뿐만 아니라 시트 교환 및 침상 목욕을 체위 변경과 같은 날 시행했다면 한 항목만이 산정 가능하다. 이제는 욕창 위험이 있는 피부를 세게 문지르거나 마사지하지 않도록 권고하고 있다(국제 임상 실무 지침서 욕창의 예방과 치료, 2014). 그러나 이러한 최신 지견은 보험 고시에 전혀 반영되지 않아 오히려 임상에서는 금지되어 있는 마사지를 보험고시에서는 시행하도록 하고 있다.

또한 당뇨발은 관리가 중요한 만큼 환자와 보호자에게 드레싱 자가 교육, 당뇨발 예방 교육, 생활습관 교정, offloading 등 많은 교육이 이루어지고 있다. 당뇨발을 예방하기 위해 당뇨 환자들의 굳은 살 관리와 발톱 관리가 전문 의료진들을 통해 시행되고 있다. 환자 스스로 관리하기 힘든 경우가 많으며 잘못된 관리로 발을 절단하는 경우가 발생할 수 있기 때문이다. 이것은 전문 기

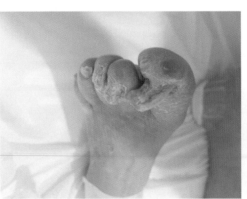
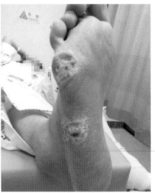

그림 5-3. 당뇨발 환자의 발톱   그림 5-4. 당뇨발 환자의 굳은 살

구를 이용하여 시행하고 있으나 이것 또한 산정 지침이 없다.

교육과 예방은 대부분 간호사들이 담당하고 있는데 간호 행위에 기반한 독립된 간호 수가가 없기 때문에 우리나라는 교육과 예방에 대한 수가 산정이 전무한 상태이다. 간호 수가가 있더라도 입원관리료 안에 포함되어있어 간호 수가에 간호사가 몇 명인지, 어떤 일을 하고 있는지, 어떤 전문적인 간호를 하고 있는지 등의 세부 요소는 전혀 반영되지 않고 있다. 때문에 중증 질병 뿐만 아니라 중증 창상을 예방하고 관리하는 데에는 수가 산정이 없는 것이 현실이다.

3. Documentation for Reimbursement

창상 치료 후 기록은 치료 전체 과정 중 중요한 부분이다. 기록을 통해 의료진 간의 원활한 의사소통을 원활히 할 수 있을 뿐만 아니라, 기록을 바탕으로 다음 치료 시 상태 변화를 확인하고 치료 계획을 신속히 세울 수 있는 하나의 수단이 된다. 뿐만 아니라, 법적인 문제가 발생 시 환자에게 충분히 도움이 되는 방식으로 치료가 진행 되었는지를 검증할 수 있는 법률적 문서로 사용될 수 있다.

임상 진료의 모든 분야에서와 같이 창상 치료에 관한 문서는 보험에도 중요하다. 미국의 의료보험 중 하나인 메디케어에서 "기록이 없다면 치료가 시행되지 않은 것이다." 라 하며 기록의 중요성을 강조하였다. 이미 한국에서도 일부 치료재료 사용에 대해서 '창상의 크기와 깊이 등을 명시한 진료기록과 사진 기록이 있은 경우에만 요양급여로 인정' 하고 있는 보험 고시들이 생기고 있다. 정확한 기록만이 보험 청구 시 삭감되지 않고 수가를 인정 받을 수 있는 가장 확실한 방법인 만큼 기록은 중요하다.

 1) 창상 기록의 내용
 (1) 위치
    창상 발생 위치는 발생 원인을 확인하고 관리 방법을 결정하는 중요한 단서가 될 수 있으므로 창상의 해부학적 위치(anatomic location)를 평가하는 것은 가장 기본적이며 중요하다. 예를 들어 정맥성궤양은 하지의 내측 면에 자주 생기고 압박 요법이 필요하다.

당뇨병을 앓는 환자의 발바닥궤양은 신경병증에 의한 발생으로 혈당 조절과 offloading이 필요하고, 앉은 자세를 자주 취하는 환자에게 가해지는 압력은 좌골 결절에 창상을 발생시키며, 앉는 곳의 표면에 대한 고려가 필요하다. 이 외에도 창상의 위치는 의료진 간의 정확한 의사소통을 위해 필요할 뿐만 아니라 위치 자체가 치유 과정에 영향을 줄 수 있기 때문에 창상 평가에서 정확한 위치의 확인은 필수적이다.

(2) 크기

창상의 크기는 여러 가지 창상의 평가 요소 중 가장 기본적 요소로서, 주기적 창상 크기 측정을 통하여 창상의 호전과 악화를 확인할 수 있다.

그러나 사람에 따라 창상의 가장자리나 깊이에 대한 견해가 다를 수 있고, 보통 창상 크기의 증가는 창상의 악화를 의미하지만 이와는 달리 변연절제술 후 창상 크기의 증가는 창상 호전의 기회로 이해될 수 있는 등, 창상의 크기를 측정하는 여러 방법은 신뢰도의 측면에서 문제를 안고 있다. 그러나 창상의 크기는 연속 변수로 측정할 수 있다는 점에서 여전히 선호되고 있는 것이 사실이다. 창상 크기 측정에서 이차원적인 방법(길이, 폭)과 삼차원적인 방법(길이, 폭, 깊이) 각각의 장단점은 다음과 같다(표 5-4).

창상 크기 측정의 보편적 방법은 자를 이용하여 직선의 길이를 측정하는 방법(ruler based linear)이다.

창상의 길이, 폭, 깊이와 더불어 잠식(undermining)이나 동로(sinus tract)의 위치와 크기를 cm나 mm로 기록하게 된다. 길이의 측정은 창상의 전체적인 면적 및 부피 측정의 기초가 되며 창상의 객관적인 평가를 가능하게 한다. 그러나 창상의 경계가 불규칙한 경우에는 정확한 길이의 측정이 어려울 수 있으므로 창상 측정의 정확성을 높이려면 창상 크기 측정 때 일관된 방법의 사용이 필요하며, 이러한 일관된 방법을 이용한 지속적, 반복적 창상 크기의 측정으로 전반적인 창상 치유의 과정과 치료 경향을 파악할 수 있다. 길이는 자를

표 5-4. 창상 크기 측정 방법

방법	장점	단점

사진 촬영
카메라를 이용한
사진 촬영
	- 창상의 평가와 크기 측정에 모두
	  용이하다.
	- 창상의 변화를 관찰하고
	  비교할 수 있다.
		- 이차원적인 방법이다.
		- 촬영 거리에 따라서 실물의 크기에 차이가
		  있으므로 연속적 사진 촬영 때에는 창상
		  치유 과정 상 변화를 명확히 관찰한다.
		- 위에서 같은 거리에서 같은 방법으로
		  촬영해야 한다.
		- 창상 옆에 기준이 되는 측정 도구를 놓고
		  함께 촬영하는 것이 좋다.
		- 환자의 동의가 필요하며 프라이버시
		  측면에서 문제의 소지가 있다.
		- 인화 과정이나 해상도 등 이미지화
		  과정에서 창상의 양상이 예상치 않게
		  변경, 수정될 수 있다.
		- 카메라를 사용하기 위한 기술 습득이
		  요구된다.
		- 카메라와 필름 등 필요한 자재가 비싸다.

면적 측정
측정한 길이와 폭을
곱하여 계산하거나
모눈 종이와 같이
눈금을 가진 투명 비닐
재질을 이용하여
본뜨기를 시행한 후
창상 안에 포함된
사각형의 수를 세어
면적으로 나타내는 법
	- 크기가 큰 창상이나 불규칙한
	  모양의 창상에 유용하다.
	- 신뢰도가 높다.
		- 이차원적인 방법이다.
		- 창상의 경계에 걸쳐진 사각형(모눈)을
		  어림 잡아 계산할 경우 면적 측정이
		  부정확 해질 수 있다.
		- 시간이 비교적 많이 소요된다.
		- 작은 창상에 사용할 경우 신뢰도가
		  감소한다.

본뜨기
투명 비닐 재질과
펜을 이용하여 창상의
가장자리 모양을 따라
그리는 방법
	- 다양한 드레싱 포장 재질을
	  활용할 수 있어 저렴하고 쉽다.
	- 연속적인 본뜨기를 비교하며
	  창상의 변화를 관찰할 수 있다.
		- 이차원적인 방법이다.
		- 신체 상의 창상 위치 싱 본뜨기가 어려운
		  경우가 있다.

액체 점적법
생리식염수나 증류수와
같은 액체를
창상 가장자리까지
채워지도록
창상 공동(cavity)에
점적한 후 주사기나
흡입으로 액체의 용량을
측정하는 방법
	- 매번 환자가 동일 한 자세를
	  취한 상태에서 연속적으로 수행
	  시 창상 공간 크기 변화를
	  측정할 수 있다.
		- 환자의 자세에 따라 결과가 달라질 수
		  있다.
		- 얇은 창상이거나 거의 치유가 완료된
		  창상에 적용이 어렵다.
		- 비현실적이다.

이용하여 최대 길이 또는 머리에서 발끝 방향의 최대 길이를 측정한다. 폭은 최대 길이와 직각을 이루는 최대 폭 또는 머리에서 발끝 방향의 최대 길이와 직각을 이루는 좌우의 최대 폭을 측정한다.

창상의 깊이를 측정하는 가장 일반적인 방법은 면봉을 창상 기저부를 향해 끝까지 삽입 후 엄지나 검지, 펜을 이용하여 피부 수준을 표시하여 측정한다. 면봉에 계측 눈금이 표시된 경우 바로 측정할 수 있다.

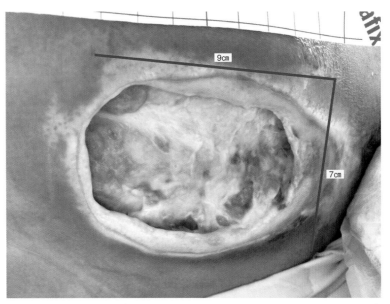

그림 5-5. 창상크기 측정의 예(최대 길이 최대 길이와 직각을 이루는 최대 폭 9cm x 7cm = 63cm²)

(3) 잠식 또는 동로의 유무

전층 피부 손상은 하부 조직의 잠식이나 동로가 형성된 경우가 많으므로 자세히 평가하여야 한다. 동로는 창상으로부터 연장되어 피하조직과 근육층을 통과하는 가느다란 홈이며, 잠식은 창상 가장자리 주변의 정상 피부 아래로 조식이 파괴되어 나타나는 현상이다.

보통 전단력(shearing force)이 작용한 욕창에서 잠식을 쉽게 볼 수 있다. 면봉을 이용하여 부드럽게 창상 기저부를 찔러 봄으로써 하부 조직 침식이나 동공의 유무를 평가할 수 있다.

잠식과 동로는 깊이와 시계 방향을 이용한 방향으로 기록할 수 있는데 면봉을 창상 기저부를 향해 끝까지 삽입 후 엄지나 검지 또는 펜을 이용하여 피부 수준 또는 창상 가장자리 수준을 표시하여 깊이를 측정하고, 창상 중 환자의 머리 방향의 끝 부분을 12시, 다리 방향의 끝 부분을 6시로 하는 시계 방향을 함께 기록한다.

하부 조직의 잠식이나 동로의 위치와 크기를 정확히 기록해야 창상 치유 진행 과정을 잘 볼 수 있으며, 창상 발생 요인이 제거되거나 적절히 감소하고 있는지를 살펴볼 수 있다. 예를 들어 어떤 창상에 전단력이 지속적으로 영향을 주고 있다면 하부 조직의 손상 정도가 점점 커지게 될 것이다.

(4) 조직 손상 정도

창상의 조직 손상 정도를 평가하는 것은 창상의 평가와 평가에서 기본적인 요소임과 동시에 조직의 통합성을 회복시키기 위해 적절한 중재 방법을 선택하거나 치유 과정에 소요될 기간 등을 예측하는데 도움을 준다. 정확한 조직 손상 정도를 평가하기 위해 평가 전 창상 표면을 세척하여 표면의 느슨한 파편들과 드레싱 잔여물을 제거해야 한다.

조직 손상 정도를 기술하기 위해 이용하는 방법으로는 부분층 피부 손상과 전층 피부 손상, 그 이외에도 다양하게 고안된 여러 창상 분류 체계들이 있다.

① 부분층 피부 손상과 전층 피부 손상

부분층 피부 손상은 진피 아래를 관통하지 않은 표피와 진피의 일부에 국한된 손상으로 재상피화에 의해 치유되며 전층 피부 손상은 표피와 진피를 넘어 피하조직이나 그 이하의 손상이 발생한 상태 즉, 조직의 손상이 진피 아래까지 이르는 상태로 신생 혈관과 결체 조직의 형성, 창상의 수축, 창상 가장자리로부터 상피세포의 이주에 의해 창상의 복구가 이루어진다.

이러한 부분층, 전층 피부 손상의 창상 분류 체계는 거의 모든 창상에 대해 누구나 쉽게 창상의 조직 손상을 기술할 수 있다는 것이 장점이다. 그러나 피하조직이 노출된 창상과, 뼈까지 확대된 창상 모두를 전층 피부 손상으로 기술

표 5-5. 하지의 혈관성 창상의 단계별 분류법(Wagner grading system)

등급	특성
0	전궤양성 병변(pre-ulcerative lesion); 궤양이 치유된 창상, 골 기형이 존재함
1	피하조직 침범이 없이 표면적인 궤양
2	피하조직을 통과한 궤양; 뼈, 건, 인대, 관절낭까지 노출될 수 있음
3	골수염, 농양 동반
4	발가락의 괴저(gangrene)
5	절단이 필요한 발가락의 괴저

하게 되어 특정한 형태와 깊이의 창상에 대해 정확히 기술할 수 없다는 것이 단점이다.

② 욕창이 아닌 창상의 분류 체계

당뇨병성 창상이나 혈관성 창상의 분류 체계는 조직 손상 정도와 과거 창상 이력, 현재 골격 기형의 유무, 허혈 상태 유무와 정도, 감염의 여부와 정도 등 부가적인 요인에 따라 등급(grades)으로 기술할 수 있다.

③ 욕창의 단계

1975년 Shea는 최초로 조직의 층에 따른 창상 분류 방법을 기술하였고 그 후 여러 차례의 개정을 거쳐 현 욕창의 단계(staging)가 마련되었다.

이러한 욕창 단계가 실무의 욕창 평가에 사용되면서 통일된 조직 손상 단계 기술이 가능해졌다. 정확한 단계를 기술하려면 피부와 그 하부조직의 해부 생리에 대한 지식이 요구된다. 즉, 현재 관찰되는 피부나 창상 기저부의 조직이 무엇인지 기술하기 위해서는, 다른 조직과 식별해 낼 수 있는 능력이 필요하기 때문에 정확한 욕창의 단계 사용을 위해서는 지식 습득과 훈련이 필요하다.

(5) 기저부의 색깔(Color of Wound Base)

창상 기저부를 덮는 조직의 유형은 살아있는 조직(viable tissue)과 살 수 없는 조직(nonviable tissue)으로 나눌 수 있다. 살아있는 조직은 육아조직, 재상피화 조직, 근육, 피하조직 등으로 창상을 관리할 때 살 수 없는 조직과 명백히

표 5-6. 창상 기저부의 색

창상 기저부의 색깔	조직의 유형	창상 기저부의 색
검은색	괴사된 건조가피	
노란색	부육 조직	
붉은색	육아조직	
분홍색	상피화 조직	

구별되어야 한다. 창상 기저부에 살 수 없는 조직이 있는 경우 창상 치유 과정을 방해하여 창상의 상태를 악화시키기 때문에 신중히 해결해야 한다.

기저부를 덮는 조직을 색깔로 표현할 수 있는데 분홍색(pink)은 상피화조직(epithelialization tissue), 붉은색(red)은 건강한 육아조직(granulation tissue), 노란색(yellow)은 부육조직(slough tissue)이거나 감염된 조직(infected tissue)이며 검은색(black)은 괴사된 건조가피(dry eschar) 상태를 의미한다.

이렇게 기저부의 색깔을 기술하는 것은 창상을 평가할 때 창상의 상태를 간단하게 표현해보고자 하는 시도이다. 그러나 붉은 색깔의 창상이 모두 건강하다고 볼 수는 없는 것과 같이, 기저부의 색깔은 창상 상태의 평가를 너무나 단순화하고 있다는 문제가 있으므로 창상의 상태를 적절히 평가하려면 다른 부분을 고려해야 할 것이다.

(5) 삼출물 (Exudate)

괴사조직의 제거 등을 통하여 창상의 감염이 조절되고, 조직의 재생과 세포의 이동이 활발한 상태에서 성장 인자들이 적절히 혼합된 창상의 삼출물(wound exudate)은 창상의 치유 과정에 많은 도움을 준다. 삼출물의 특징은 창상 내의 습기, 미생물, 괴사조직의 양에 따라 다양하다.

창상의 평가 시 삼출물의 다양한 특성(색깔, 양, 냄새, 점도 등)을 평가해야 한다.

표 5-7. 삼출물의 특성

특성	유형
색깔	투명(clear), 혈장성(serosanguinous), 혈액성,(sanguinous), 화농(purulent), 황색 (yellow), 황갈색(tan), 녹색(green)
양	없다(none), 적다(light), 보통이다(moderate), 많다(heavy)
냄새	없다(absent), 약하다(faint), 보통이다(moderate), 강하다(strong)

과도하게 많은 삼출물은 체액과 전해질 불균형을 가져올 수 있으며, 주위 피부 문제를 유발할 수 있다. 냄새가 심한 화농성 삼출물은 감염을 암시할 수 있

다. 그러나 창상 대부분은 냄새를 가지고 있음을 기억해야 한다.

창상의 냄새는 창상의 청결 정도와 괴사조직의 유무에 영향을 받을 뿐 아니라 창상에 적용하는 드레싱의 종류에 영향을 받는다. 폐쇄 드레싱을 적용한 창상의 삼출물은 괴사조직의 자가 분해로 말미암아 화농과 비슷한 삼출물을 관찰할 수 있다.

(6) 창상 가장자리(Edge of Open Wound)

창상 평가의 통합적인 부분으로서 창상 가장자리(wound edge)를 꼭 평가해야 하지만 간과되는 경우가 빈번하다.

창상 가장자리에서의 상피화 진행 여부와 그 방향은 창상의 크기 감소에 중요하며, 이상적인 창상 가장자리는 창상 기저부와 밀착되어 있어야 한다. 창상 치료 전문가는 창상 가장자리에서 재상피화가 관찰되는지, 상피화의 진행 방향이 적절한지 자세히 관찰해야 한다.

창상 가장자리는 '창상 기저부와 밀착된 형태를 창상 가장자리가 개방(open)되어 있다'고 하며 이와는 달리 '창상 가장자리의 상피세포가 창상의 낮은 쪽으로 이주하여 가장자리를 둘러싼 형태를 창상 가장자리가 폐쇄되어 있다(closed), 말려 있다(rolled)'고 한다. 창상 가장자리 평가를 통하여 만성창상과 원인에 대한 실마리도 알아낼 수 있다.

(7) 주위 피부

창상 주위 피부의 상태가 환자의 연령, 건강 상태, 때로 투약 상태까지도 나타내 주기 때문에 창상 주위 피부의 상태도 창상 평가의 한 부분으로 포함되어야 한다.

표 5-8. 창상 주위 피부 상태

주위 피부	특징
색	발적 유무, 희거나 창백한 부분 유무
감촉	축축한가, 건조한가, 경결이나 짓무름이 있는가
피부 상태	벗겨짐(denudation), 짓무름(maceration), 찰과상(excoriation), 피부 박탈(stripping), 미란(erosion), 구진(papules), 농포(pustules), 경결(induration), 홍반(redness)

창상 주위 피부의 평가를 통하여 드레싱의 적용과 제거 시 적절성을 알 수 있다. 예를 들면 부적절한 습윤 드레싱을 선택하거나, 드레싱을 너무 오래 방치하여 건강한 피부에 오랫동안 삼출물이 고여 있는 경우에는 창상 주위 피부의 짓무름(maceration), 피부염, 벗겨짐(denudation)이 발생할 수 있다.

접착 테이프를 부적절하게 제거한 경우에는 피부 박탈(stripping)이 발생할 수 있다. 또한 창상 주위 조직에 경결(induration) 부분이 만져지는지, 홍반은 없는지 평가해야 한다. 만약 이러한 증상이 있다면 이는 더 깊은 조직의 손상을 의미할 수도 있다. 그 밖에 정맥·동맥 부전, 감염, 압력에 의한 손상, 말초 신경병증, 괴저성 농피증, 정맥염, 칼시피락시스의 주위 피부는 독특한 특징을 나타낸다.

표 5-9. 창상 주위 피부의 특징

병변	창상 주위 피부의 특징
정맥 부전	부종(edema), 갈색의 얼룩(browny discoloration), 피부염(dermatitis), 비늘 모양(scaling)으로 벗겨짐. 삼출물이 스며 나와 축축함(weeping)
동맥 부전	창백함(pale), 차가움(cool), 의존적 발적(dependent rubor), 털이 없음(absent hair), 건조증(xerosis)
감염	홍반(erythema), 통증(pain), 열감(heating), 부풀어 오름(swelling), 경결(induration)
압력	충혈(hyperemia), 부종(edema), 경결, 변색(discoloration)
말초신경병증	무감각(insensate), 부종, 연조직염(cellulitis), 발적(erythema), 경결(induration)
농피성 괴저증	불규칙하고 축축한 경계(ragged and boggy border), 주변보다 높아진 모습(elevated), 검붉은색(dusky red), 자주빛(purple)
정맥염	점상 출혈과 관련된 촉진할 수 있는 희게 변하지 않는 자반(nonblanchable purpura), 결절(nodules)과 소수포(vesicles)가 있는 경우도 있다.
칼시피락시스	검고 자주빛의 촉진할 수 있는 결절이 괴사와 궤양으로 진행, 신장 질환과 관련, 얼룩덜룩한 그물 모양의 반점, 병소 중앙의 괴사
칸디다증	농포의 발적성 부수적 병변(pustular erythematous satellite lesions), 짓무름(maceration)

(8) 이물질 존재 유무(Presence of Foreign Body)

봉합사와 같은 이물질이 개방 창상 내에 존재하는 경우가 있다. 급성창상 관리 시 창상 내에 잔재 된 봉합사는 치유 과정을 방해하므로 자세히 관찰하여 제거하도록 해야 한다.

(9) 창상 보유기간(Duration of Wound)

창상 평가에서 거의 무시되는 것이 창상 보유기간, 즉 창상의 나이이다. 창상 평가 시 치유 과정이 잘 진행되는지를 알 수 있는 시간 변수들에 대한 평가도 꼭 포함되어야 한다.

창상 치유 과정에 대한 정확한 지식이 있다면 수술한 지 7일이 지났는데 전혀 염증 반응의 증거가 없는 외과적 창상이나 몇 년간 지속되는 정맥성궤양 등은 모두 정상적인 창상 치유 과정에서 벗어나는 것이므로 어떤 원인이 창상 치유를 지연시키는지 살펴보아야 한다.

(10) 미생물의 존재(Bacterial Burden)

창상 내 미생물의 존재(bacterial burden)는 다양한 미생물의 상호 작용 때문에 단순한 미생물의 수 이상으로 창상 치유 과정에 악영향을 미칠 수 있으며 보통 오염(contamination), 세균집락(colonization), 세균중증집락(critical colonization), 감염(infection)으로 분류된다.

피부는 다수의 다양한 미생물과 지속적으로 접촉하는 상태로, 이러한 피부에 발생한 창상 또한 무균적일 수 없다.

따라서 모든 창상에는 일정한 수준의 미생물이 존재하지만, 정상적인 면역 체계를 가진 환자는 창상 내 미생물에 대한 식균 작용을 통하여 미생물의 성장과 숙주의 저항 사이의 균형을 이루게 되어 보통 창상 치유에 큰 악영향을 끼치지 않는 오염이나 집락화 수준을 유지하는 것이다.

그러나 숙주의 방어력이 낮아지거나 미생물의 양과 저항력이 증가하게 되면 미생물의 성장과 숙주의 저항 사이의 균형이 깨지게 되어 심각한 수준의 집락화, 감염의 상태가 초래될 수 있다. 즉, 감염은 미생물의 수, 특징, 저항력과 직접적으로 상관 관계가 있고 숙주의 방어력과 역상관 관계가 있다.

감염의 국소적 징후의 유무는 창상 평가의 일부분으로 반드시 기술되어야 한다. 감염의 전형적인 징후는 화농성 삼출물의 증가, 경결(induration), 열감(warmth), 통증(pain)이나 압통(tenderness), 발적(redness) 등이 있다. 대부분의 감염된 창상들은 보통 감염의 징후와 증상을 나타내지만 그렇지 않은 때도 있어 세심한 평가가 필요하다.

외과적 창상은 수술 후 5일 동안 정상적인 염증 반응으로써의 발적이 관찰되며 이를 감염의 징후라 의심하지 않는다. 면역 반응이 억제된 환자는 종종 감염의 전형적인 징후가 감춰질 수 있으며 새로운 통증만이 창상이 치유의 정상적 과정을 이탈했음을 알려주는 유일한 실마리가 되기도 한다.

만성창상은 창상 내에 미생물의 종류가 다양하고 수가 많더라도 감염의 전형적 징후가 결여될 수 있다. 만성창상에서 적절한 관리에도 창상의 치유가 지연되는 경우, 손상 받기 쉬운 변색한 육아조직이 관찰되는 경우, 창상 기저부에 손상이나 붕괴가 있는 경우, 창상에서 악취가 나는 경우 무증상의 감염이나 심각한 수준의 미생물의 존재를 의심해 볼 수 있다.

보통 창상 관리 시 적절한 관리에도 호전없이 정체된 창상은 심각한 균의 집락화를 나타낼 수 있으며 적절한 중재가 없으면 감염으로 악화할 수 있음을 늘 염두에 두어야 한다.

창상의 감염이 의심되는 경우 창상 배양 검사를 시행하게 된다. 여러 가지 창상 배양 검사 중 조직 검사를 통한 배양 검사가 가장 표준이라 여겨지지만, 이 방법은 침습적이고 기술을 요하는 방법으로써 일반적으로 시행되기 어려운 경우가 많아 실무에서는 창상 도말 배양 검사가 적당한 대안으로 시행되고 있다. 창상 도말 배양 검사 시에는 생리식염수로 창상을 세척하고 창상 가장자리를 마사지하여 창상으로부터 나오는 삼출물을 수집하여 검사해야 하며, 10 point 기법·Z기법을 이용한다. 대부분의 창상 도말 배양 검사는 수행 방법이 결과에 큰 영향을 끼치는 경우가 많아 배양 검사 자체를 감염의 결정적 증거로 사용할지는 신중한 논의가 필요하다.

또한 이러한 국소 감염의 증상과 함께 백혈구 수치의 증가, 고열 등의 전신 감염 증상이 있는지도 확인해야 한다.

(11) 통증(Wound Pain)

5번째 활력 징후로써 통증(wound pain)은 오늘날 건강 관리 환경에서 매우 주목받고 있다. 그러나 창상의 통증은 간과되기 쉬우며 관리에 있어서도 충분치 못한 것이 현실이다.

창상 통증은 창상의 감염이나 악화 뿐만 아니라 현재 적용되고 있는 창상 관리 방법의 부적절성을 알려주기도 한다. 이와 더불어 환자의 만족과 직접적으로 연결되며 창상 치유 과정 상에서도 나쁜 영향을 미칠 수 있어 창상 관리자는 입증된 통증 평가 도구를 이용하여 규칙적으로 자주 평가해야 한다.

References

1. 김혜련, 여지영. 우리나라 건강수준과 보건의료성과의 OECD 국가들과의 비교. 보건복지포럼. 2013.

2. 박경희. 그림으로 보는 상처관리. 서울: 군자출판사. 2010.

3. 연세대학교 산학협력단. '건강보험 일산병원 원가계산시스템 적정성 검토 및 활용도 제고를 위한 방안'. 2016.

4. 오승연, 김미화. KIRI 보험연구원. 재난적 의료비 지출의 국제 비교. 2016.

5. 이혜옥, 김순옥, 김정윤 외. 포널스 상처관리: 김순옥. 상처 관리 방법의 선택. 포널스 출판사. 2009.

6. Mustoe T. Dermal ulcer healing: Advances in understanding. Tissue repair and ulcer/wound healing: molecular mechanisms, therapeutic targets and future directions. Paris, France: EUROCONFERENCES. 2005.

7. Namgoong S, Han SK. Status of wound management in Korea. Wound Repair and Regen. 2017. doi: 10.1111/wrr.12576. [Epub ahead of print]

창상 드레싱제
Wound Dressing Materials: The Essentials

Part II. Dressing Materials

조용석

Chapter

6 Gauze

거즈는 면, 견, 레이온, 합성 섬유 등으로 짠 얇고 올이 성긴 직물을 가리키는 단어이다. 보통 평직과 사직으로 짠다. 사직 거즈는 모기장이나 제분소에서 밀가루를 곱게 처리할 때 쓰는 천을 만드는 데 사용하고, 평직 거즈는 병원에서 외과 수술용이나 그 밖의 드레싱 용도로 사용한다.

거즈 드레싱은 전통적인 드레싱 방법으로 사용하는 방법이 단순하고 가격이 매우 저렴하여(거즈 4×8inch 한 팩 약 400원) 현재에도 가장 많이 사용되는 드레싱 방법 중 하나이다. 일반 면직물인 개방 직조 직물(open-weave fabric)로 제작된 전통적인 거즈 드레싱은 흡수성, 통기성 및 창상 보호용 패드의 역할을 한다.

오늘날 거즈 드레싱은 창상의 건조 또는 창상의 접착을 방지하기 위해 흡수성 거즈 위에 플라스틱 필름 층을 붙여 거즈가 삼출물을 흡수하는 능력을 유지할 수 있도록 다양한 방법으로 개발되고 있다.

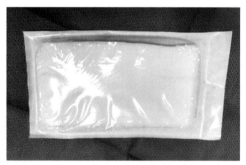

그림 6-1. 거즈

1. 드레싱 재료의 특징

가장 전통적인 드레싱 방법으로 가격이 저렴할 뿐 아니라 손 쉽게 구할 수 있는 드레싱 제제이다. 비교적 높은 투과성 및 폐쇄성을 가지고 있어 창상을 건조시켜 치유하는 방법으로 바이러스 등의 번식을 막고 감염을 줄일 수 있기 때문에 감염 방지에 좋은 효과를 볼 수 있지만, 외부로부터의 세균에 대한 방어 능력이 없고, 창상 기저면에 고착하기 쉽고, 이물을 남기게 되는 단점을 가지고 있다.

삼출물 흡수성, 물리적 보호성은 있으나, 창상의 회복에 필요한 습윤 환경 유지성, 이물질 세균 침입 방어 능력, 보온성 등 창상 치유 인자에 관한 특성은 보유하지 못한 단순 보호대로서의 특성을 가지고 있다.

건조한 환경에서는 창상의 수분이 공기 중으로 증발하여 딱지가 형성되며, 창상 치유에 모여 든 백혈구는 이러한 딱지 아래 갇히게 되고, 새로운 피부를 재생하는 재생 상피세포는 건조한 창상 기저면이 아닌 피부 속을 따라 길을 만들며 재생을 진행하기 때문에 회복하는 속도가 더디며 제한적이다. 따라서 창상 치유 촉진의 기능과는 상관없는 단순 보호가 필요한 창상에 주로 적용할 수 있다.

2. 장점

거즈 드레싱의 장점은 손 쉽게 구할 수 있는 제제로 가격이 싸서 일회성 또는 단기간 사용 시 서렴하며 다양한 크기와 형태로 쉽게 사용할 수 있으며 동로 또는 잠식 창상에 효과적으로 적용할 수 있다. 직조 또는 부직포(woven for nonwoven gauze) 형태이기 때문에 다른 국소 제품과 결합이 가능하며 다양한 제품을 함유 시킬 수 있다. 따라서 최근에는 사각형, 시트, 롤 및 패킹 스트립과 같은 다양한 형태로 제작되고 있다.

3. 단점 및 주의 사항

창상의 건조를 유발하여 시간이 지날수록 하부의 섬유층과 견고하게 고정되어 세포의 이동이 방해되고 계속적인 증발을 막을 수 없어서 상피의 재생을 방해하게 된다.

또한 창상의 삼출물이 많은 경우 충분히 흡수할 수 없어 진물이 넘치게 되고, 이는 2차 감염의 위험성을 증가시킬 수 있다. 교환 시 육아조직과 상피세포가 같이 제거되어 창상 치유를 지연시킬 수 있으며, 잦은 교체로 추가 비용이 발생할 수 있다.

따라서 드레싱 교환 시 조직에 잘 달라붙고 제거 시에 정상 조직을 손상시키며 극심한 통증을 유발하기 때문에 주의해야 한다. 창상에 사용할 경우 건조되지 않도록 자주 교환해야 하며, 제거 시 간혹 거즈의 fiber가 창상에 남아 있는 경우 이물 반응을 일으키고 염증이 지속될 수 있으므로 주의가 필요하다.

4. 적용 방법

일반 거즈로 창상을 덮을 경우 거즈의 특성 상 창상을 외부로부터 완벽히 분리하기 어려워 완전한 폐쇄를 이룰 수 없다. 완전한 폐쇄가 불가능하기 때문에 창상이 쉽게 건조해져 습윤한 상태를 만드는 것이 불가능하여, 다양한 방법으로 적용하기도 한다.

삼출물을 흡수하거나 창상을 보호하기 위한 건식(dry) 드레싱 방법, 거즈에 생리식염수나 준비된 소독액 등을 적셔 습윤한 거즈를 개방된 창상에 놓고 거즈가 건조된 후 떼어 내는 습건식(wet-to-dry) 드레싱 방법, 생리식염수나 준비된 소독액 등에 적신 거즈를 창상 부위에 적용하여 지속적으로 촉촉한 환경을 유지하는 습윤(wet-to-wet) 드레싱 방법이 있다.

거즈 드레싱은 가장 전통적인 드레싱의 방법 중의 하나로 제제가 가지고 있는 단점으로 인해 다양한 드레싱 제제로 대체되는 양상이나 신체 어떤 부위에도 쉽게 적용이 가능하고 가격이 저렴하다는 장점이 있어 현재에도 가장 많이 사용되는 방법 중하나이다. 실제 교환 시 말라 있는 거즈를 생리식염수 등을 이용하며 충분히 적신 후 거즈를 천천히 제거하고 젖은 거즈를 이용하여 환부를 세밀히 닦아낸 후 창상에 적합한 형태의 드레싱을 한다면 충분히 드레싱 제제로서 효과를 기대할 수 있다.

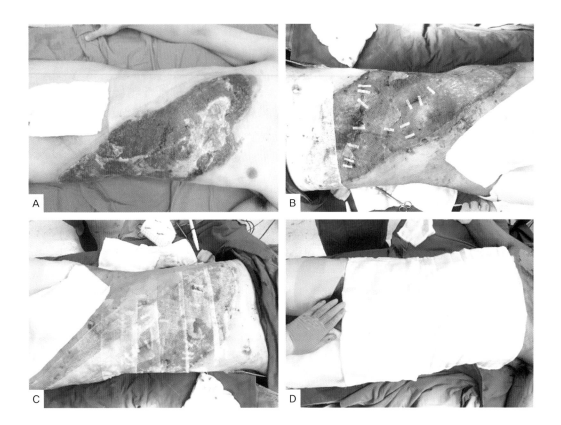

그림 6-2. Case 1
A 접촉 화상 환자
B 피부 이식 수술 시 비셀린 거즈를 이용해 고정
C 고정 후
D 거즈를 이용해 수술 부위를 고정

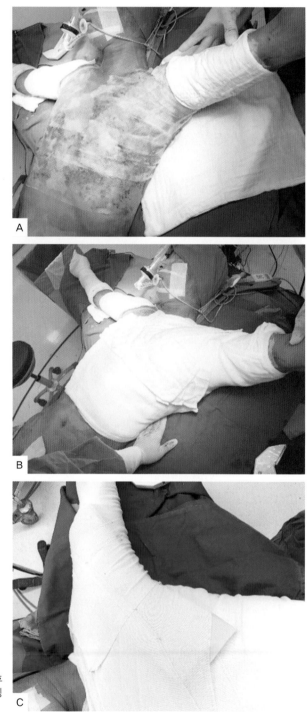

그림 6-3. Case 2
A 수술부위를 바셀린 거즈 고정 후
B 그 위에 거즈를 이용하며 드레싱
C 부목을 이용한 고정

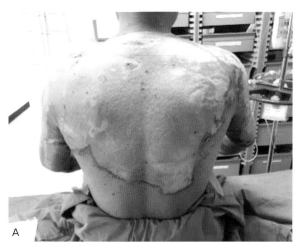

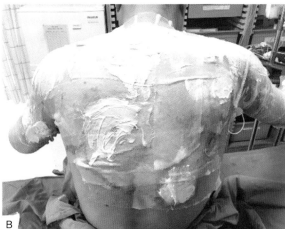

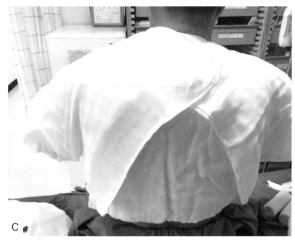

그림 6-4. Case 3
A 전기 화상 환자, 부분적으로 가피
　관찰 됨
B 가피를 녹일 목적으로 실마진 도포
C 도포 후 거즈를 이용하여 고정함

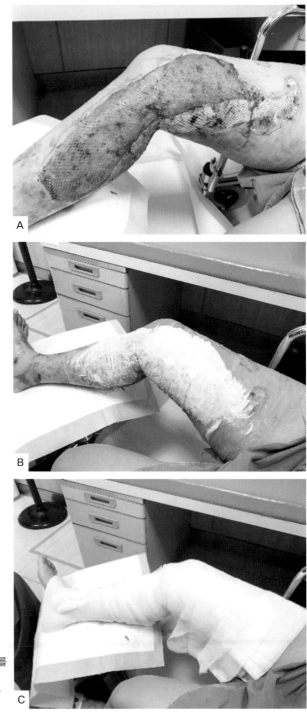

그림 6-5. Case 4
A 가피절제술 후 사체 피부를
　이용한 생물학적 드레싱
B 그 위에 국소 연고제 도포
C 거즈를 이용하여 고정함

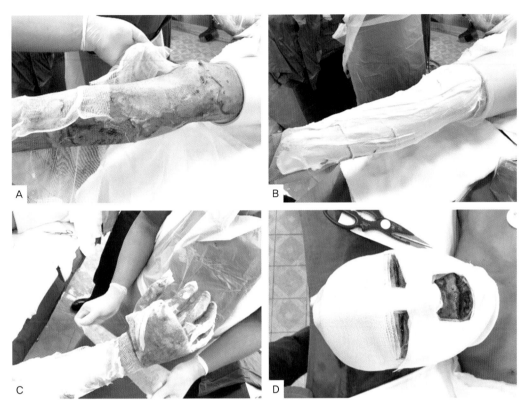

그림 6-6. Case 5
A 거즈를 환부 위에 덮은 후
B 국소 연고제를 도포
C 바셀린 거즈를 이용한 손 드레싱
D 거즈를 이용한 얼굴 드레싱

References

1. 상처관리와 흉터예방 : 상처의 유형에 따른 초기대처방법. 국가건강정보포털. http://health.mw.go.kr/HealthInfoArea/HealthInfo/View.do?idx=810 Accessed on jun.17, 2014.

2. 창상치료연구회. 새로운 창상치료 고려의학. 2012.

3. Kim KS. Comparison of Traditional Gauze Dressing and Occlusive Hydrocolloid Dressing in 2nd Stage over Decubitus Ulcer Treatment in Regional Home Care Settings. J Korean Acad Fundam Nurs. 1998; 5: 181.

4. Lawrence JC. Dressings and wound infection. Am J Surg 1994; 167: 21.

5. Ponder RB, Krasner D. Gauzes and related dressings. Ostomy Wound Manage 1993; 39: 48.

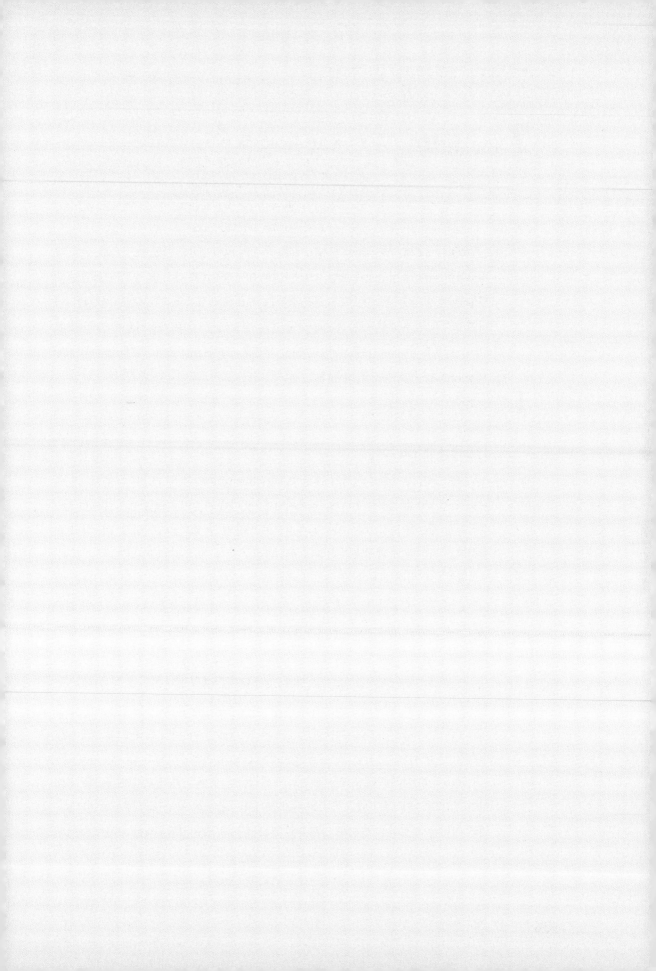

Chapter 7 Film

김상화

Film은 절개 부위 위를 덮는 수술용 드레이프(drape)로 개발된 것으로 수술 중 피부를 피복하여 피부에 상재하고 있는 박테리아 등으로부터 수술 부위가 감염될 위험성을 줄이고자 하였다. 이후 제조사들은 film 드레싱제의 '피부 장벽' 역할을 극대화시키고 반투과성으로 전환하여 공기와 수증기를 투과 가능하도록 만들었다. Film, 반투과성(semi-permeable) film, 투명(transparent) film, 투명(transparent) polyurethane film 등으로 불린다.

1. 드레싱 재료의 특징

Film은 투명하고 신축성이 있는 polyurethane sheet로 이루어져 있으며, 저 점착성의 아크릴 접착제가 한 면에 도포되어 있다. 반투과성이고 다양한 크기와 두께로 생산되기 때문에 일차 또는 이차 드레싱으로 사용될 수 있다. 피부에 잘 밀착하고 신축성이 있기 때문에 대상자의 움직임이나 관절 운동에 저해되지 않는다.

접착성이 있어 피부에 잘 붙지만 마찰이 높은 꼬리뼈나 엉덩이 부위에 사용한 경우에는 주의가 필요하다. 드레싱제의 접착면을 창상에 붙이기 위해서는 손상이 없고 깨끗한 피부면이 필요하므로 드레싱제를 적용하기 전에 창상 주변 피부를 깨끗이 해야 한다.

저 알레르기성, 저 접착성 접착제를 사용하여 드레싱제와 피부가 잘 밀착할 수 있도록 도와준다. 대상자의 피부 민감도를 최소화하고 드레싱제로 인하여 물집이 생기는 경우가 드물다. 또한, 드레싱을 제거할 때 통증이 없으며, 피부 손상없이 쉽게 제거할 수 있다.

Film의 반 투과적인 특성은 외부의 박테리아나 수분, 이물질로부터 창상을 밀폐시키고, 필름 내부의 공기와 수증기는 투과시켜서 습윤한 창상 치유 환경을 만든다. 피부 장벽을 형성하여 항생제 내성균을 포함한 외부 박테리아로부터 창상의 오염을 예방하여 감염의 위험을 감소시킬 수 있으며, 필름 내부에 습윤한 환경을 만들어서 괴사된 조직의 자가분해를 통해 괴사 조직의 제거를 용이하게 하여 창상 치유를 위한 환경을 만든다. 이는 재상피화에도 긍정적인 효과가 있다. 또한 방수 기능이 있으므로 외부 수분으로부터 창상을 보호하여 드레싱을 적용한 상태로 세수나 샤워가 가능하다.

Film 드레싱제는 투명하기 때문에 창상 치유 과정 중 창상을 관찰할 수 있다. 창상을 관찰하기 위해 기존 드레싱제를 제거할 필요가 없으므로 불필요한 드레싱 교환을 하지 않게 되어 외상이나 창상 오염을 최소화 할 수 있다.

2. 적응증

1) 일반적인 적응증
다음과 같은 경우 보호용 창상 드레싱제로 사용할 수 있다.
· 분비물이 적거나 없는 경우
· 작은 화상이나 단순 손상
· 열상, 찰과상, 기타 표재성 창상
· 봉합된 창상 피복
· 공여 부위 또는 부분층 창상
· 변연설제술이 필요한 괴사 조직

2) 일차 또는 이차 드레싱
(1) 일차 드레싱
손상이 없는 피부에 보호가 필요한 경우 피부에 바로 적용할 수 있다.
① 기계적 손상과 박테리아 침입으로부터 창상을 보호한다.
② "제 2의 피부(second skin)" 역할을 한다.
③ 마찰되는 부위에서 전단력(shearing force)을 감소한다.

(2) 이차 드레싱

다른 드레싱제를 피부에 고정하기 위하여 추가로 적용할 수 있다.

① 접착제가 다른 드레싱을 피부 위에 고정시킨다.

② Catheter를 고정하고 보호한다.

③ 창상과 정맥주사 부위를 피복한다.

3. 금기 및 주의 사항

1) 금기

깊은 공간이 있는 창상

중등도 이상 많은 양의 삼출물이 있는 창상

감염이 있거나 의심되는 경우

전층 화상(3도 이상의 화상)

2) 주의 사항

피부가 약하거나 얇은 경우. 특히 노인, 스테로이드를 복용 중인 대상자는 제거 시 피부에 열상이나 표피 벗겨짐이 발생할 수 있다. 삼출물이 많은 경우, 삼출물이 드 레싱 아래 저류되어 창상과 창상 주변 짓무름이 발생할 수 있다. 습윤한 표면에는 점 착하지 않으므로 주변의 손상되지 않은 피부를 깨끗이 한 후 적용한다.

4. 적용 방법

1) 적용 방법

(1) 드레싱을 시행하기 전 생리식염수나 세척제를 사용하며 창상을 닦는다.

(2) 창상 주변의 피부를 건조시켜 드레싱제가 접착할 수 있도록 한다.

(3) 드레싱제 안쪽 보호막을 제거하여 점착성 표면을 노출시킨다.

(4) 투명한 필름을 통해 창상을 보면서 창상을 중간에 놓고 필름을 붙인다.

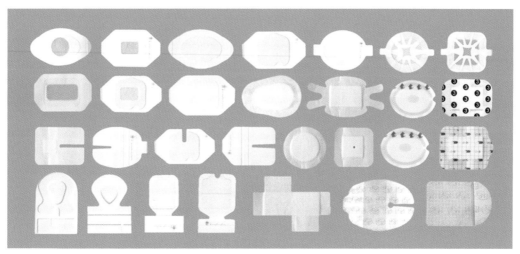

그림 7-1. 다양한 크기와 두께의 film

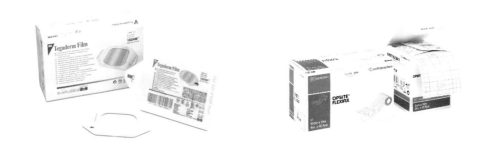

그림 7-2. 여러 종류의 film

(5) 중심부터 바깥으로 드레싱제가 피부에 밀착하도록 펴준다. 주름이나 외부와 통로가 없어야 체액이 누출되지 않고 박테리아 침입을 막을 수 있다.

(6) 드레싱제는 창상보다 2-5cm 여유가 있어야 한다.

2) 제거 방법

(1) 드레싱제 표면의 모서리 한 쪽 끝을 들어올려 피부 표면을 따라 수평으로 잡아 당긴다.

(2) 드레싱제 모서리부터 중심 방향으로 지속적으로 잡아당긴다.

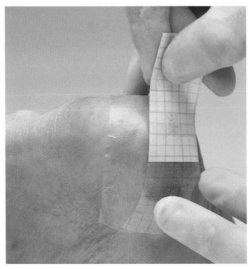 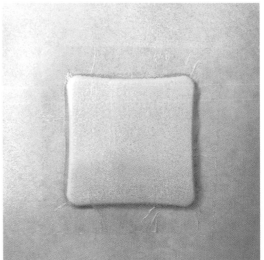

그림 7-3. 일차 드레싱으로 발 뒤꿈치에 film을 적용하는 모습   그림 7-4. 이차 드레싱으로 foam드레싱제 위에 film을 적용한 모습.

(3)드레싱제의 양쪽 면이 부분적으로 들어올려지면 양쪽을 잡고 피부에 평행하게 수평으로 잡아당겨서 전체 드레싱제가 제거되게 한다.

3)드레싱 주기

(1)드레싱 주기는 평균 3-5일이다.

(2)7일까지 유지할 수 있다.

(3)드레싱이 느슨해지거나 누출이 있거나 새로운 피부 자극이나 발적이 발견되면 드레싱을 다시 시행한다.

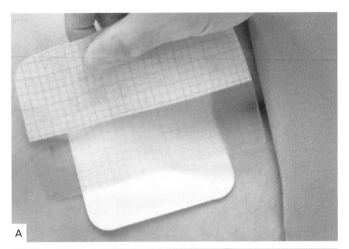

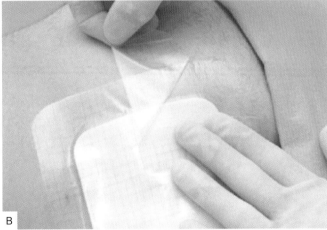

그림 7-5. Film 드레싱 적용 방법
A Film 안쪽 보호막을 제거하여 점착성 표면이 피부에 부착되도록 위치시키고 다른 드레싱을 중간에 놓고 필름을 붙인다.
B Film을 고정시킨 후 외부 보호막을 제거한다.

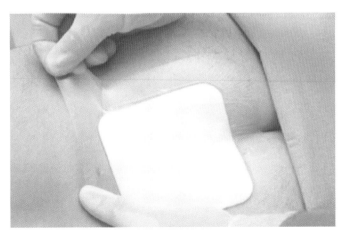

그림 7-6. Film 드레싱 제거 방법
Film 표면의 한쪽 모서리를 들어올려 피부 표면을 따라 수평으로 잡아당긴다.

References

1. Arroyo AA, Casanova PL, Soriano JV, et al. Open-label clinical trial comparing the clinical and economic effectiveness of using a polyurethane film surgical dressing with gauze surgical dressings in the care of post-operative surgical wounds. Int Wound J 2015; 12: 285.

2. Dutra RA, Salomé GM, Alves JR, et al. Using transparent polyurethane film and hydrocolloid dressings to prevent pressure ulcers. J Wound Care 2015; 24: 268.

3. Hess CT. When to use transparent films. Adv Skin Wound Care 2000; 13: 202.

4. Queen D, Orsted H, Sanada H, et al. A dressing history. Int Wound J 2004; 1: 59.

Chapter

8 Hydrogel

황지현

1. 드레싱 재료의 특징

Hydrogel은 80−99%까지 물 또는 글리세린으로 이루어진 창상 드레싱제로 형태에 따라 크게 amorphous hydrogel, hydrogel sheet로 나눌 수 있다. Hydrogel은 물 또는 글리세린이 hydrophilic polymer형태로 구성되어 있어 이를 통해 창상에 습윤을 제공한다.

Hydrophilic polymer는 교차 결합 형태의 3차원 그물망 구조의 불용성 물질로 polyethylenoxide, polyacrylamide, polyvinylpyrrolidone을 말하며 이 물질은 외부의 액체와 기체를 물리적으로 흡수하고 끌어들인 후 가두어 팽창하는 특성을 가지고 있다. 이러한 특성 때문에 hydrogel은 수분과 같은 액체 성분을 다량 함유할 수 있으며 다른 합성 물질보다 부드럽고 우수한 생체 적합성과 부드러운 탄력성을 나타낸다. 따라서 적용이 쉽고 치유가 완료된 창상에 손상 없이 제거할 수 있는 특징이 있다.

Hydrogel은 창상의 습윤 정도에 따라 창상의 삼출물을 소량 흡수하거나 건조하거나 괴사 조직이 있는 창상에 습윤을 제공하고 괴사 조직의 자가분해(autolytic debridement) 및 육아조직을 생성하는 역할을 한다. 괴사 조직이 있는 창상의 경우 습윤 공여 효과를 통해 괴사 조직의 수분량과 collagenase의 생산을 증가시켜서 괴사 조직의 자가분해에 기여한다.

그 후 hydrogel을 적용해서 느슨해진 괴사 조직의 surgical debridement나 conservative sharp debridement를 추가적으로 적용할 수 있도록 하는데 도움을 준다. 또한 hydrogel은 습윤 공여 효과를 통해 육아조직 생성, 표피 재생 일반적인 창상 치유 과정을 간단하게 만들어 주어 창상 치유를 돕는다.

Hydrogel은 가스와 습기는 투과시키나 박테리아 및 액체에 대한 방어 효과는 hydrocolloid나 transparent film에 비해 떨어지며 이는 추가적인 이차 드레싱제의 특성에 따라 달라질 수 있다. Hydrogel은 주성분인 수분 때문에 쉽게 마를 수 있으나 얕은 화상, 정맥성 궤양, 찰과상 등과 같은 표재성 손상 창상에 적용하면 창상의 온도를 낮춰 주는 청량감과 수화 작용으로 창상의 통증을 감소시키는데 도움이 되며, 일부 제품에 따라서는 hydrogel이 신경 말단을 감싸서 통증을 감소시키기도 한다.

또한 hydrogel의 수화 작용은 드레싱을 할 때 발생하는 창상의 2차적인 손상과 통증 및 불편감, 감염의 위험을 낮춰줄 수 있다. 다만 hydrogel의 드레싱제 형태에 따라 접착력이 없어 추가적으로 이차 드레싱이 필요할 수 있으며 이때는 주로 foam 드레싱제 또는 거즈 등을 함께 적용한다.

앞서 말한 바와 같이 hydrogel은 크게 amorphous hydrogel과 hydrogel sheet 또는 hydrogel이 함유된 거즈 및 드레싱제로 나눌 수 있다. Amorphous hydrogel은 고정된 구조로 이루어져 있지 않아서 다량의 수분과 글리세린이 다양한 양의 gel-forming 물질을 함유하고 있다. Amorphous hydrogel은 점성이 다양하고 반투명한 gel 형태로 되어 있어 튜브, 스프레이 형태 외에도 거즈 및 각종 드레싱제에 hydrogel을 함유 시킨 형태(impregnated gauze)로도 사용이 가능하다. Amorphous hydrogel은 건조한 창상 기저부를 습윤하게 만드는 것이 가장 큰 특징인데 이는 생리식염수에 적신 거즈를 적용하는 것보다 훨씬 효과적이며 생리식염수에 적신 거즈와 달리 일반적으로 매일 드레싱을 교환하지 않아도 된다. Hydrogel sheet는 교차 결합 형태의 3차원 그물망 구조의 hydrophilic polymer로 고체 시트 형태에 물리적으로 수분을 가둬 두는 능력이 있다.

제품에 따라 차이가 있지만 hydrogel sheet는 96% 정도까지 수분을 함유하며 습윤하게 느끼게 하나 시트를 짤 때 수분이 방출되지는 않는다. Hydrogel sheet의 경우 냉장하여 사용하면 청량감을 증대하고 지속할 수 있어 일광화상, 정맥염 및 일혈과 같은 창상에 사용할 수 있으며, 통증 조절에 도움이 된다.

Hydrogel sheet는 적용이 안정적이고 투과성이 있으며 드레싱제를 구성하는 성분에 따라 다양한 양의 삼출물을 흡수할 수도 있다. 제품에 따라 멸균 또는 비멸균 hydrogel sheet가 있으며 접착력이 있는 제품도 있다(그림 8-1).

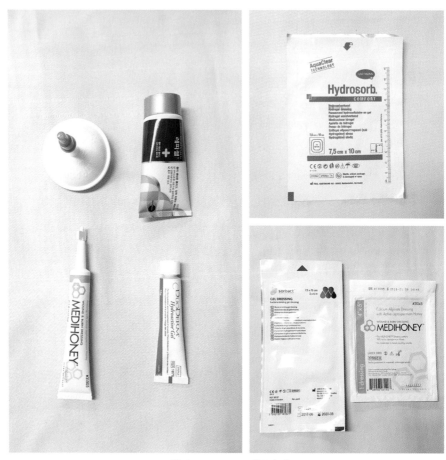

그림 8-1. Hydrogel 제품의 예

2. 장점

Hydrogel의 가장 큰 장점은 창상 치유를 위해 적절한 습윤 환경을 만들고 유지하는 능력과 열 절연체(thermal insulator)로서의 기능을 들 수 있다 창상의 습윤 환경은 창상의 건조화를 예방함으로써 통증을 감소 시킨다.

특히 창상의 표면에 청량감을 제공하고, 이는 약 6시간 정도까지 유지되어 통증을 줄이는데 도움이 된다. Amorphous hydrogel은 습윤 공여 효과는 괴사 조직의 자가분해를 통해 괴사 조직의 제거를 용이하게 하여 창상 치유에 기여한다. 딱딱한 건조 가피 형태의 괴사 조직이 있을 때에는 hydrogel의 빠른 흡수 및 분해를 위해 cross hatch(그림 8-2) 방법을 함께 적용하면 더욱 효과적이다.

다양한 점성과 형태의 amorphous hydrogel은 사강(dead space) 및 잠식이 있는 창상(undermining wound)을 비롯하여 여러 형태의 창상 부위에 여러 가지 방법과 형태로 적용할 수 있으며 적용하기가 쉽고 접착력이 없어 자극이 적고 2차적 손상 없이 제거할 수 있다. 반투명 또는 투명한 hydrogel sheet는 안정적이고 신축성이 있으며, 투명하여 드레싱을 적용한 후에도 창상을 들여다볼 수 있다.

또한 예상보다 오랜 기간 hydrogel gel sheet를 적용하게 되어도 습윤 환경만 유지되면 손상 없이 드레싱을 제거할 수 있어 예민한 피부나 털이 있는 부위에도 적용할 수 있다. 따라서 비용 효과적이며 창상의 이차 손상을 최소화하면서 통증을 줄이는데 도움이 된다.

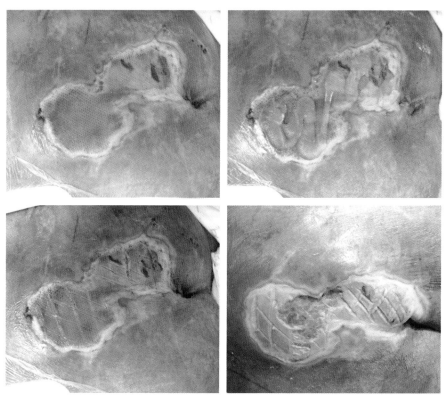

그림 8-2. Cross hatch와 함께 hydrogel을 적용한 예

Hydrogel sheet는 제품에 따라서는 소량 이상의 삼출물을 흡수할 수도 있어서 삼출물이 있는 상태에서도 적용할 수 있으며, 접착력이 있는 hydrogel sheet의 경우 2차 드레싱이 필요 없어 드레싱을 적용하기가 쉽다.

이 밖에도 최근 hydrogel은 다양한 형태와 함께 국소적 약물, 그 중에서도 특히 국소적 항균 성분 및 소독제 성분을 포함시킨 드레싱제라든지 꿀이 일부 함유되거나 대부분이 꿀로 구성된 제품들이 출시되고 있어 감염을 예방하거나 감염된 창상에 적용하기가 더욱 용이해지고 있다.

3. 단점 및 주의 사항

Hydrogel은 드레싱제 자체의 높은 수분 농축 및 함량 때문에 삼출물을 비롯한 액체를 흡수하는 능력이 낮아 삼출물이 많은 창상에는 사용을 피한다. 그리고 다량의 amorphous hydrogel을 적용할 경우 지나치게 발생한 습기로 인해 창상 주변 피부에 짓무름을 발생시킬 수 있으므로 주의가 필요하다.

특히 얕은 창상에 amorphous hydrogel을 적용할 때 2차 드레싱 등에 의해 정상 조직이나 주변 피부로 퍼지거나 샐 수 있어 이를 통해 피부 짓무름이 발생하고 피부를 약하게 만들어 이차적인 기계적 손상 또는 진균 감염 등을 유발할 수도 있다. 따라서 경우에 따라서는 주변 피부를 보호하는 피부 보호제 등을 함께 적용하는 것도 고려해야 한다.

Hydrogel이 함유된 거즈나 드레싱제는 제품의 성질에 따라서 사강 및 잠식이 있는 창상에 적용하고 제거할 잔여물이 남을 수 있으므로 드레싱을 할 때 남은 잔여물이 없는지 정확히 평가해야 한다. 그리고 hydrogel은 수분 흡수가 더디므로 출혈이 있는 창상에는 적용하지 않도록 한다.

Hydrogel sheet는 적용 기간이 늘어나면 창상이 오히려 건조해질 수 있으며 이로 인해 건강한 조직이 드레싱에 달라붙게 되어 드레싱 교환 시 손상을 입게 된다. 또한 hydrogel sheet를 적용 할 때 발생하는 피부 짓무름을 예방하기 위해서는 창상의 모양 및 크기에 적합한 크기의 hydrogel sheet를 적용하거나 주변 피부에 피부 보호제를 적용해야 한다.

Hydrogel sheet는 제품에 따라서는 적용하기가 불편하거나(예를 들어 보호 필름 제거 시 들러붙는다거나), 쉽게 떨어지는 경우가 있으며 가격이 비싼 경우도 있으므로 비용 효과 또한 적용할 때 고려가 필요하다.

4. 적응증

Hydrogel은 높은 수분 함량으로 인해 습윤 환경이 필요하거나 강화되어야 하는 창상에 적용이 가능하며 특히 건조가피 또는 부육과 같은 괴사 조직의 자가분해가 필요한 경우에 적용할 수 있다. Hydrogel는 형태가 다양하고 여러 다른 형태의 창상에 적용하기가 용이하므로 얕은 창상을 비롯하여 사강 및 잠식이 있는 창상에 적용할 수 있으나, 큰 사강을 hydrogel로만 채우는 것이 꼭 비용 효과적이지는 않을 수 있으므로 드레싱 적용 시 고려해야 한다.

또한 Hydrogel을 적용할 때는 주변 피부 보호를 위해 오로지 창상 기저부에만 적용해야 한다. 주요 적응증은 2, 3, 4, 미분류(unstageable) 또는 심부 조직 손상(deep tissue pressure injury) 단계의 욕창, 부분적 또는 전층 피부 손상 창상(partial or full-thickness wound), 피부 이식 공여 부위, 수술 창상, 경한 화상, 오염 또는 감염된 창상, 예민한 피부 또는 털이 있는 부위의 창상, 찰과상 및 열상이 있는 창상, 방사선 손상 창상, 육아조직 생성이 필요한 창상, 건조하거나 습기가 필요한 창상을 들 수 있다. 단, 3도 이상의 화상 또는 괴저(gangrene), 삼출물이 많거나 피부 짓무름이 우려되는 창상에는 적용하지 않는다(그림 8-3).

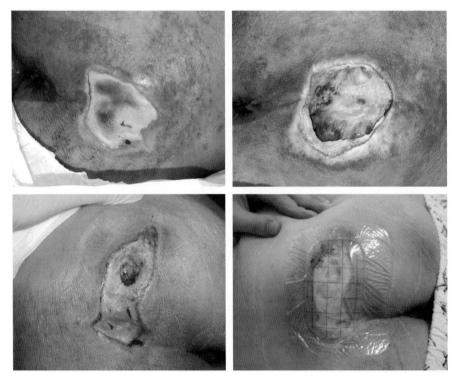

그림 8-3. Hydrogel 적용한 예

5. 적용 방법

Amorphous hydrogel을 적용할 때는 최소 0.5cm 이상의 두께로 창상 기저부를 덮도록 적용하고 필요에 따라서 foam 또는 거즈와 같은 이차 드레싱제를 적용한다. 그리고 hydrogel이 함유된 거즈 및 드레싱제를 사강 및 잠식이 있는 창상에 적용할 때는 제거하기 쉽고 잔여물이 남지 않도록 드레싱의 끝부분이 보이게 적용한다.

일반적으로 amorphous hydrogel은 매일 교환하는 것을 권고하나, hydrogel이 함유된 거즈 및 드레싱제의 경우 1-3일 정도마다 교환하며, 멸균 드레싱제는 3일마다 비멸균 드레싱제는 매일 새로이 적용한다.

Hydrogel sheet는 일반적으로 2차 드레싱 없이 독립적으로 적용할 수 있으므로 한 면의 필름을 제거하고 겔이 있는 방향을 창상 기저부에 닿도록 적용한다. 또한 정상적인 주변 피부 짓무름과 겹쳐지는 것을 피하기 위해 필요에 따라서는 창상 크기에 맞게 잘라서 적용해야 한다. 주로 매일 교환하나 제품에 따라서는 5−7일마다 교환하기도 하며 범위가 다양하다. 그리고 피부 짓무름 또는 건조화를 예방하기 위해서는 주의 깊게 관찰해야 하며, 만약 괴사 조직 자가분해를 위해 적용할 때는 필요에 따라 자주 드레싱을 교환할 필요가 있다.

6. 제품의 예

표 8-1. Hydrogel 제품의 예

제품	제조사	제품	제조사
IntraSite	Smith & Nephew	NU−GEL	Johnson & Johnson
Purilon	Coloplast	Restore	Holister Inc.
DuoDERM Gel	ConvaTec	Tegagel	3M
Hypergel, Normlgel (Ag)	Molnlycke Health Care	Skintegrity	Medline
MEDIHONEY	DermaScience	Elasto−Gel	Southwest Technologies
CURASOL	HEALTHPOINT		

표 8-2. Hydrogel sheet 제품의 예

제품	제조사
Hydrosorb	Hartmann
Vigilon	Bard
AquaDerm	DermaRite
Flexifix	Smith & Nephew
CURASOL	HEALTHPOINT
Normlgel impregnate gauze	Molnlycke Health Care

표 8-3. Hydrogel impregnated dressing 제품의 예

제품	제조사
Sorbact gel	BSN medical(Juthis)
MEDIHONEY alginate	DermaScience
레피젤	Mundipharma

References

1. 이혜옥, 김순옥, 김정윤 외. 포널스 상처관리. 포널스 출판사. 2009.

2. Abdelrahman T, Newton H. Wound dressings: principles and practice. Surgery 2011; 29(10): 491−495.

3. Stojadinovic A, Carlson JW, Schultz GS, et al. Topical advances in wound care. Gynecol Oncol 2008; 111: S70.

4. Falabella AF, Kirsner RS. Wound Healing. In: Liza Ovington, The art and science of wound dressings in the twenty−first century. Taylor & Francis. 2005.

5. Myers B. Wound management: Principles and Practice 3rd ed. In: Betsy Myers, Practice. Pearson 2014.

6. Brayant RA, Nix DP. Acute and Chronic wounds: Current management concepts 4th ed. In: Rolstad BS, Bryant RA and Nix DP. Topical management. Elsevier: Mosby. 2012.

7. Dhivya S, Padma VV, Santhini E. Wound dressings−a review. BioMedicine 2015; 5: 24.

8. Kamoun EA, Kenawy ES, Chen X. A review on polymeric hydrogel membranes for wound dressing applications: PVA−based hydrogel dressings. J Adv Res 2017; 8: 217.

9. Falanga V, Phillips TJ, Harding KH, et al. In: Text atlas of wound management. Falanga V. Martin Dunitz. Practical points. 2000.

10. Fonder MA, Lazarus GS, Cowan DA, et al. Treating the chronic wound: A practical approach to the care of nonhealing wounds and wound care dressings. J Am Acad Dermatol 2008; 58: 185.

11. Jones V, Milton T. When, how to use Hydro gels. Nurs Times, 2000; 96:3.

12. Joseph E Grey, Keith G Harding, Stuart Enoch, et al. ABC wound healing. London: BMJ Publishing Group 2009: 778.

13. Lay−Flurrie K. The properties of Hydrogel dressings and their impact on wound healing. Prof Nurse 2004; 19: 269.

14. Kloth LC, McCulloch JM. Wound Healing Alternatives in Management 4th ed. In: Anne Myer, Dressings. Contemporary perspectives in rehabilitation Dressings 2010: 184.

15. Martin L, Wilson CG, Koosha F, et al. The release of model macromolecules may be controlled by the hydrophobicity of palmitoyl glycol chitosan hydrogels. J Control Release 2002; 80: 87.

16. Moffatt CJ, Franks PJ, Hollinworth H. The properties of Hydrogel dressings and their impact on wound healing. Prof Nurse 2004; 19: 269.

17. Yahia LH, Chirani N, Gritsch L, et al. History and applications of hydrogels. J Biomed Sci 2015; 4: 1.

18. Powers JG, Higham C, Broussard K, et al. Wound healing and treating wounds: Chronic wound care and management. J Am Acad Dermatol 2016; 74: 607.

19. Sarabahi S. Recent advances in topical wound care. Indian J Plast Surg 2012; 45: 379.

Hydrocolloid

원은애

드레싱과 관련되어 hydrocolloid라는 용어는 1960년도에 구강 궤양의 치료에 사용하기 위해 carboxymethylcellulose (CMC)와 접착물질을 결합시켜 점막 접착제 (mucoadhesives)를 개발하면서 만들어졌다. Hydrocolloid는 1980년대에 wafer 형태로 출시되어 오랜 시간 동안 사용되고 있는 드레싱제이다.

1. 드레싱 재료의 특징

Hydrocolloid의 겔화제(gelling agent), 탄성중합체(elastomeric), 접착제(adhesive)로 구성되어 있다. 삼출물 흡수에 가장 대표적인 성분은 CMC이며, 그 외 gelatin, pectin과 접착 물질의 조합으로 구성 된다. 대부분의 hydrocolloid 드레싱제는 CMC를 대표로 하는 친수성 입자 층에서 삼출물을 흡수하고, 가장 바깥층은 필름층으로 외부로부터 박테리아나 물이 드레싱 안쪽으로 통과하지 못하도록 방어하는 기능을 한다.

초기 hydrocolloid 드레싱 제품은 완전 폐쇄(occlusive) 드레싱에 가까웠으나 최근에는 가스와 수증기가 반투과(semipermeable)하는 반폐쇄 드레싱 제품도 있다.

창상 부위에 삼출물을 천천히 흡수하면서 gel을 형성하며 창상의 습윤 환경을 유지하고 자가분해를 촉진한다. 이때 형성되는 습윤 환경은 재상피화를 촉진하고 통증을 감소시켜 준다. 또한 창상의 pH를 낮추어 박테리아의 증식을 억제한다. Hydrocolloid 드레싱에 의한 저산소 환경은 angiogenesis와 collagen 합성을 촉진한다.

삼출물 조절 능력 및 제품의 두께는 제품마다 다양하므로 각각의 창상에 맞게 선택하여 사용하도록 한다. wafer 형태 뿐아니라 paste, powder, ring 등의 다양한 제형이 있으며, wafer의 경우 투명 혹은 불투명 형태의 제품이 있다(그림 9-1).

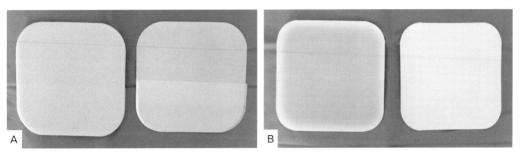

그림 9-1. A Duoderm CGF/Duoderm extra thin, B Comfeel ulcer/Comfeel transparent

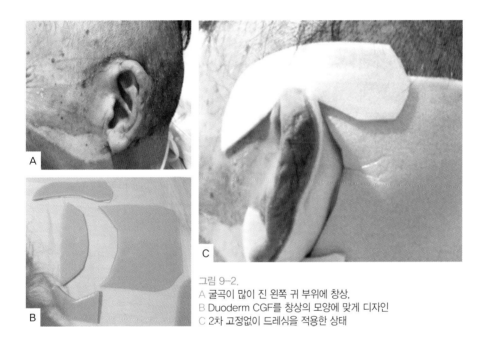

그림 9-2.
A 굴곡이 많이 진 왼쪽 귀 부위에 창상.
B Duoderm CGF를 창상의 모양에 맞게 디자인
C 2차 고정없이 드레싱을 적용한 상태

2. 장점

1) Hydrocolloid가 삼출물을 흡수하면서 형성된 gel은 육아조직이나 재상피화된 조직에 자극을 최소화하면서 드레싱이 제거될 수 있도록 돕고 통증을 줄여 준다.

2) 제품 자체에 접착력이 있고, 신축성 및 유연성이 좋아 굴곡진 신체 부위에도 적용이 용이하다. 제품의 두께나 재질에 따라 그 신축성은 차이가 있다(그림 9-2).

3) 방수 기능이 있어 드레싱 상태로 가벼운 세안이나 샤워가 가능하다.

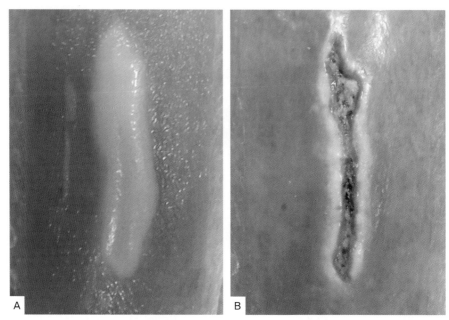

그림 9-3. A Hydrocolloid 드레싱 적용 상태로 하얗게 부풀어 보이는 부위에 드레싱 안쪽은 삼출물이 gel화 되어 있는 상태. B 창상 가장자리의 짓무름

3. 단점 및 주의 사항

1) Hydrocolloid 제제는 흡수력이 낮아 삼출물이 많은 창상이나 드레싱 교환 주기가 적절하지 않고 길어지는 경우 gel화 된 삼출물에 의해 창상 주변에 짓무름이 발생할 수 있다(그림 9-3).

2) 삼출물이 다량인 창상의 경우 hydrocolloid 드레싱으로는 효과적으로 삼출물을 조절할 수 없다면 삼출물 조절 능력이 더 높은 드레싱을 선택하도록 한다. 예를 들면 hydrocolloid 제제 중에 얇은 것에서 두꺼운 것으로 교체하던지, 2mm foam에서 5mm foam으로 삼출물이 많은 창상인 경우보다 흡수력이 높은 제제를 선택하도록 한다.

3) 삼출물을 흡수하면서 형성된 gel은 농과 비슷한 색이며 간혹 냄새를 동반하여 감염 증상과 혼동할 수 있으므로 이를 감별하기 위해 세척을 잘 시행한 후 창상을 평가한다(그림 9-4).

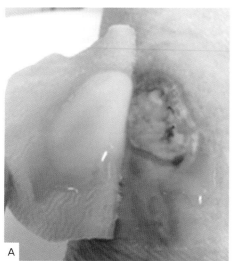
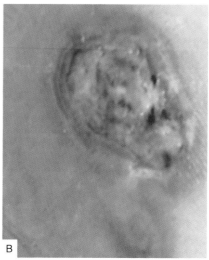

그림 9-4. A 지방 조직이 일부 노출되어 있는 전층 피부 손상에 적용한 드레싱의 제거시 삼출물이 gel화 된 상태로 농과 유사하므로 정확한 평가가 필요. B 세척 후 감염 증상 없이 육아조직 형성되고 있는 상태가 확인됨.

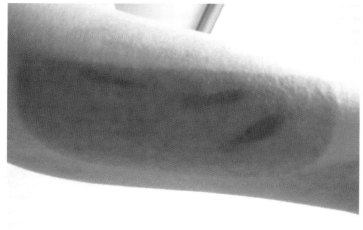

그림 9-5.
드레싱 적용 부위에
알레르기 증상
(발적, 가려움증 등)

4) 급성 감염성 창상, 건조가피로 덮여 있거나 허혈성 창상 등 감염이 의심되는 경우 hydrocolloid 드레싱 적용에 의해 폐쇄 환경이 조성되어 혐기성균의 증식 등 감염이 악화될 수 있으므로 사용에 주의한다.

5) 간혹 hydrocolloid 드레싱제의 일부 성분에 의해 알레르기가 유발되기도 한다 (그림 9-5). 이런 경우 드레싱제의 교체가 필요하다.

6) Hydrocolloid는 일차 드레싱제로 접착력이 있어 추가적으로 2차 고정을 하지 않아도 되는 편리성이 있으나 필요 시 2차 고정 테이프를 적용할 수 있다. 예를 들면, 마찰력 등에 의해 드레싱 가장자리가 말리거나 옷이나 시트에 들러붙어 끈적거리는 등 드레싱 유지가 잘 되지 않는 경우 또는 오염되기 쉽고 마찰력이나 전단력으로 인해 드레싱 유지가 잘 되지 않는 천골/미골 부위에 있는 욕창의 경우 2차 드레싱을 시행을 고려해 볼 수 있다. 최근 많은 드레싱제의 경우 adhesive border 형태의 제품들이 출시되고 있으나 현재 국내의 hydrocolloid제로는 border 형태로 출시된 제품이 없는 상황이다.

4. 적응증

감염 증상이 없는 소·중량의 삼출물이 있는 창상에 적용하는 것이 적절하며, 자가분해를 촉진하기 위해 사용되기도 한다(그림 9-6). 예를 들면 감염이 동반되지 않은 부분층 피부 손상이나 깊지 않은 전층 피부 손상 창상으로 2–3단계 욕창, 2도 화상, 찰과상 등에 사용할 수 있다.

또한 창상 주변 피부를 보호하기 위해 적용하거나, paste나 ring 형태의 경우 굴곡진 부위의 틈새를 메워 드레싱을 유지하는 데 사용할 수 있다(그림 9-7).

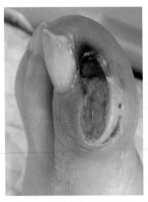 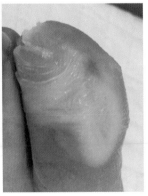 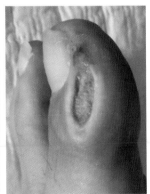

그림 9-6. 하지 순환에 문제가 없는 당뇨발 창상으로 건조한 가피에 hydrocolloid를 적용하여 자가분해를 유도

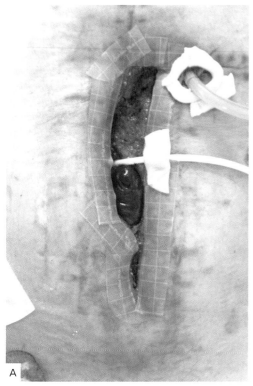

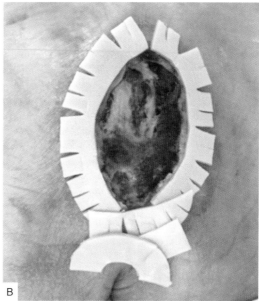

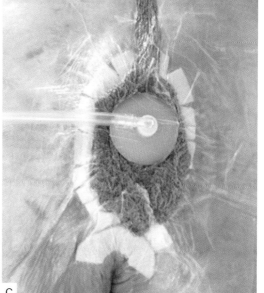

그림 9-7.

A 누공이 있는 복부 창상 주변을 wafer 형태의 hydrocolloid 로 보호하고 ring형태의 제품으로 틈새를 메움.

B NPWT 드레싱 전 black foam이 정상 피부를 손상시키지 않도록 주변 피부를 보호하고 들뜨거나 오염되기 쉬운 항문 위쪽 부위는 ring 형태의 제품으로 틈새를 메움.

C hydrocolloid로 주변 피부 보호 후 NPWT를 적용한 상태.

5. 적용 방법

드레싱제는 창상의 크기보다 2.5-5cm 크게 오려서 적용한다. Hydrocolloid는 체온과 비슷한 온도에서 효과적으로 접착하므로 드레싱 적용 후 30-60초 간 손으로 감싸 주면 초기 접착에 도움이 된다(그림 9-8). 드레싱의 교환은 삼출물의 양과 창상의

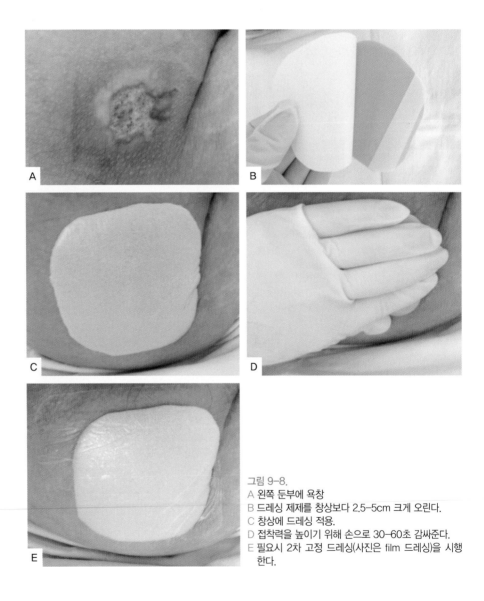

그림 9-8.
A 왼쪽 둔부에 욕창
B 드레싱 제제를 창상보다 2.5-5cm 크게 오린다.
C 창상에 드레싱 적용.
D 접착력을 높이기 위해 손으로 30-60초 감싸준다.
E 필요시 2차 고정 드레싱(사진은 film 드레싱)을 시행 한다.

상태로 계획하게 되는데, hydrocolloid의 경우 투습도가 낮고 삼출물을 gel 형태로 유지하는 특징과 함께 삼출물 조절 능력이 낮아 임상적으로 사용할 때 중량의 삼출물이 있는 창상의 경우 보통 1-2일마다 드레싱을 교환을 요한다.

추가적으로 드레싱 교환 간격에 대해서는 각 제품 제조사의 사용 기준을 참고한다.

6. 제품의 예

표 9-1. 제품의 예

제품	제조사
Duoderm CGF, Duoderm extra thin	ConvaTec
Comfeel ulcer, Comfeel transparent	Coloplast
이지덤	대웅제약
메디터치 H	일동제약

References

1. 박경희. 그림으로 보는 상처관리. 서울: 군자출판사. 2010.

2. Bryant RA, Nix DP. Acute and Chronic Wounds, 5th edition. Elsevier Health Sciences. 2016.

3. Goodhead A. Clinical efficacy of Comfeel Plus Transparent Dressing. Br J Nurs 2002; 11: 284.

4. Koo FP, Piletta-Zanin P, Politta-Sanchez S, et al. Allergic contact dermatitis to carboxymethylcellulose in Comfeel hydrocolloid dressing. Contact Dermatitis 2008; 58: 375.

5. Queen D. Technology update: Understanding hydrocolloids. Wounds International 2009.

6. Thomas S. Hydrocolloid dressings in the management of acute wounds: a review of the literature. Int Wound J 2008; 5: 3.

Chapter

10 Alginate and Hydrofiber

신동혁

1960년대까지 가장 널리 쓰이고 전통적인 드레싱 재료는 거즈였다. 거즈는 삼출물을 잘 흡수하고 또한 증발을 잘 시켜서 창상을 전체적으로 마르게 하여 딱지를 형성하게 한다. 이렇게 형성된 딱지를 완전 치유 때까지 유지시키는 것이 고전적인 창상 처치였다.

그러나 1962년 George Winter가 창상의 습윤도를 유지하는 것이 빠르고 좋은 창상 치유에 매우 중요하다는 연구 결과를 발표한 뒤 창상의 습윤도를 유지할 수 있는 많은 드레싱제의 개발이 이어졌다. 그 중 alginate와 hydrofiber는 가장 나중에 개발된 드레싱제로 창상의 습윤도를 유지하는 것뿐만 아니라 창상의 삼출물을 흡수하는 데에 있어 그 능력이 가장 탁월한 드레싱제이다.

이 두 가지 드레싱제는 삼출물을 흡수하면서 gel이 되는데 작용 방식과 육안적으로 보이는 재질이 매우 비슷한 점도 있지만 명확히 구분되는 차이점도 있다. 이 장에서는 alginate와 hydrofiber의 작용 기전과 유사한 측면과 차이점, 그리고 적응증 및 주의해야 할 점들에 대해서 기술하였다.

1. 드레싱 재료의 특징

1) Alginate

Alginate는 1940년대부터 창상 치료에 사용되었다고 알려져 있지만 1983년에 이르러 창상 드레싱제로 제품화 되었다. 해조류에서 추출되는 물질로 생분해가 가능하고(biodegradable), 자기 무게의 20배에 이르는 액체를 흡수할 수 있다. 대부분 calcium alginate로 제품화 되기 때문에 칼슘 성분으로 인해 지혈 효과를 가지고 있지만 최근 칼슘 이온의 부작용이 있을 수 있다 하여 칼슘 성분이 포함되지 않은 제품들도 출시되고 있고 이런 제품에서는 지혈 효과가 없다.

Alginate는 mannuronic acid와 guluronic acid를 함유하고 있는데 mannuronic acid의 비율이 높을수록 삼출물 흡수 후 더 유연하고 점도가 약한 gel이 형성된다. 따라서 드레싱 교체 시 하나의 조각으로 제거가 안되고 제거를 위해서는 반드시 세척이 필요할 수도 있다. 반대로 guluronic acid의 함량이 높으면 형성되는 gel의 강도가 강하고 점도가 높아져 포셉으로 쉽게 제거가 가능하다.

2) Hydrofiber

비교적 근래에 개발된 드레싱제로 1996년에 처음으로 제품화 되었다. Carboxymethylcellulose가 주성분으로 흡수 능력이 alginate보다도 높아서 자기 무게의 30배에 이르는 액체를 흡수할 수 있다. Alginate에 비해 삼출물 흡수 후 형성되는 gel이 훨씬 단단하기 때문에 하나의 조각으로 쉽게 제거된다.

Alginate와 같은 지혈 효과도 없고 생분해도 되지 않지만 삼출물의 흡수가 수평적 외측 방향으로 일어나는 alginate와는 달리 수직 방향으로 일어나기 때문에 삼출물을 gel 내에 훨씬 잘 붙잡고 있어시 창상 주위 정상 피부의 짓무름이 덜 발생한다.

2. 장점

Alginate와 hydrofiber 드레싱제가 창상에 적용되었을 때 작용하는 기전은 매우 흡사하고, 주된 효과는 높은 삼출물 흡수 능력과 gel을 형성함으로써 나타난다. 이렇게 두 드레싱제는 비슷한 작용 기전과 장점을 가지고 있지만 약간의 치이점도 가지고 있다.

1) 공통적 작용 기전과 장점

(1) 높은 삼출물 흡수 능력과 gel 형성

Alginate는 자기 무게의 20배, hydrofiber는 30배까지 삼출물을 흡수할 수 있다. 삼출물을 흡수하게 되면 gel을 형성하게 된다. 이렇게 우수한 흡수 능력으로 인하여 감염이 동반되지 않은 경우 최대 7일까지도 드레싱을 교체하지 않고 유지할 수 있으나 감염이 동반된 경우라면 매일 교체해 주는 것을 추천한다.

(2) Gel 형성으로 인한 효과

삼출물 흡수 후 형성된 gel은 공기가 통과할 수 있어 창상 표면에 산소 공급이 가능하고 습윤 환경을 유지시켜 창상 치유에 도움을 주고 자가분해성 변연절제(autolytic debridement)를 가능하게 해 준다.

또한 창상 조직에 추가적인 손상을 가하지 않으면서 제거가 용이하고 제거 시 통증을 거의 유발하지 않는다. gel 내에 병원균을 가두어 놓았다가 드레싱 교체 시 병원균을 같이 제거할 수 있기 제균 능력을 가지고 있기 때문에 감염이 동반된 창상에서도 매우 효과적이다.

제품 중에는 은(Ag) 이온을 함유하여 살균 능력까지 갖춘 제품들도 있다. 이렇게 gel 형성과 관련된 효과는 hydrofiber의 gel이 더 안정적이기 때문에 hydrofiber에서 더 좋은 효과를 보인다.

하지만 이렇게 gel를 형성하기 때문에 이 gel이 창상 가장자리를 벗어나서 정상 피부에 오랜 시간 동안 닿게 되면 피부가 짓무를 수 있기 때문에 제제를 사용할 때 창상 주변 정상 피부에 닿지 않도록 하거나 주변 피부를 짓무르지 않도록 보호하는 것이 중요하다.

일반적으로 alginate가 주변 피부의 짓무름 현상을 더 잘 일으킨다.

(3) 유연성 및 형태의 다양성

Alginate와 hydrofiber 모두 대단히 유연하고 제품의 형태가 sheet나 rope형 태 등 다양하게 나오기 때문에 사강이나 누공을 채우기가 매우 용이하고 그 유연성으로 인해 불규칙한 창상 표면에 완전하게 밀착이 가능하여 병원균이 번식할 수 있는 잠재적 공간이 발생하지 않아 앞에서 언급한 제균 능력 뿐만 아니라 감염 예방에도 효과적이다.

2) 차이점

두 드레싱제는 작용 기전이 매우 비슷하지만 약간의 차이점을 가지고 있다.

칼슘 성분을 함유하고 있는 생분해가 가능한 alginate 제품은 칼슘 이온을 포함한 경우 지혈 효과가 있지만 hydrofiber는 생분해도 되지 않고 지혈 효과가 없다. 삼출물 흡수 후 형성되는 gel의 상태는 hydrofiber에서 보다 단단하고 안정적인 구조를 하고

표 10-1. Alginate와 Hydrofiber 비교

특징	Alginate	Hydrofiber
높은 흡수 능력	Y	↑
지혈 효과	Y*	N
쉬운 제거	Y	↑
제균 능력	Y	↑
자가 변연절제 능력	Y	Y
자가분해(degradation)	Y	N
장시간 적용	Y	↑
창상 주변 짓무름	↑	Y

Y=yes, N=no,
↑ = superior over the other dressing

있기 때문에 병원균에 포획하고 있는 능력이 hydrofiber에서 더 우수하고 드레싱 교체 시 제거가 용이하다. 또한 삼출물 흡수가 hydrofiber는 수직 방향으로, alginate는 수평 방향으로 일어나기 때문에 창상 주변의 정상 피부의 짓무름이 alginate에서 더 흔히 발생한다. 여러 가지 비교가 될 만한 두 드레싱의 특징에 대하여 표 10-1에 정리하였다.

3. 단점 및 주의 사항

1) 삼출물의 양이 많지 않을 경우

절대적으로 사용이 불가능한 창상은 없지만 삼출물의 양이 적은 경우 사용하면 드레싱 교체 시 창상에서 드레싱제를 제거하기가 어려울 수 있기 때문에 이런 경우에는 사용하지 않을 것을 추천한다. 또한 뼈나 건이 노출되어 있을 경우, 이 두 가지 드레싱 제제의 높은 흡수 능력으로 인하여 오히려 창상이 더 건조하게 될 가능성이 있기 때문에 이런 경우에도 사용하지 않는 것이 좋다.

2) 창상 주변 정상 피부의 짓무름

또 한 가지 주의할 점은 alginate나 hydrofiber 모두 창상 주변 정상 피부의 짓무름을 야기시킬 수 있다는 점이다. Alginate 드레싱제가 피부 짓무름을 일으키기 쉬운 데, 이는 앞에서 언급한 바와 같이 삼출물이 흡수가 alginate에서는 수평 방향으로, hydrofiber에서는 수직 방향으로 일어나기 때문이다. 둘 다 창상 주변 정상 피부의 짓무름을 유발시킬 수 있기 때문에 적정 양을 사용하여 삼출물 흡수 후 형성되는 gel이 정상 피부와 접촉하지 않도록 하거나 창상 주변 피부를 film 드레싱제나 hydrocolloid 드레싱제로 보호하는 것을 추천한다. 사강이나 누공을 채울 경우 너무 과도한 양을 쓰게 되면 삼출물 흡수 후 드레싱 제제의 부피가 증가하여 압박 손상을 야기시킬 수 있기 때문에 너무 과도하게 채우지 않도록 주의를 기울여야 한다.

4. 적응증

대부분의 급성 또는 만성창상에서 사용될 수 있고 앞에서 언급한 여러 가지 장점이 많기 때문에 그 유용성이 대단히 크다고 할 수 있다. 절대적 적응증과 비적응증을 언급하기는 어렵지만 다음내용과 같이 정리하면 매우 효과적을 사용할 수 있다.

1) 삼출물이 많은 창상

Alginate나 hydrofiber 둘 다 매우 높은 흡수 능력을 가지고 있기 때문에 중등도 이상의 많은 삼출물이 있는 창상에서 매우 효과적이다. 또한 흡수한 삼출물을 gel 형태로 지속적으로 붙잡고 있을 수 있어 긴 시간 동안 교체 없이 사용할 있기 때문에 자주 드레싱 교체가 불가능한 여건에서 감염이 없을 경우 7일까지 유지가 가능하다.

2) 통증이 심한 창상

드레싱 교체 시 통증이 거의 없기 때문에 통증이 심한 환자에서 매우 유용하게 사용될 수 있다. Alginate의 경우 구성 성분에 따라 한 조각으로 쉽게 제거되기도 하고 완전한 제거를 위해 세척이 필요할 수도 있지만 통증은 최소화 할 수 있다. Hydrofiber는 대개 한 조각으로 쉽게 제거된다.

3) 감염성 창상 또는 감염의 예방 목적

삼출물 흡수 후 gel이 형성되면 그 안에 병원균을 포획하였다가 드레싱 제거와 함께 병원균이 제거되는 제균 능력을 가지고 있기 때문에 감염이 동반된 창상에서도 매우 유용하다. 특히 근래 은 이온을 함유한 제품들이 출시되어 세균 뿐만 아니라 살균까지 가능하다.

4) 약간의 괴사 조직이 있는 창상

괴사 조직이 두껍지 않고 양이 많지 않으며 면적이 크지 않을 경우 자가 변연절제의 목적으로 사용할 수 있다. Alginate와 Hydrofiber는 창상의 습윤 환경을 유지하는 데에 있어 매우 효과적이기 때문에 습윤 환경에서 발생하는 식작용(phagocytosis)을 극대화할 수 있고 또한 통증을 동반하지 않는다.

5) 표면이 불규칙하거나 사강이나 누공이 있는 창상

창상의 표면이 매우 불규칙하거나 사강이나 누공에 매우 효과적으로 사용할 수 있다. Alginate와 hydrofiber는 매우 유연해서 창상의 표면에 상관없이 밀착이 가능하고 사강이나 누공을 채우기에 매우 유용하다. 사강이나 누공을 채울 경우, 너무 과도한 양을 사용하면 삼출물이 흡수되면서 제제의 부피가 커지면서 압박 손상을 유발할 수 있기 때문에 적절한 양을 사용하는 것이 중요하다.

5. 적용 방법

Alginate와 hydrofiber 드레싱의 적용 방법은 같다고 할 수 있다. 먼저 창상을 식염수나 기타 소독제로 깨끗이 한 후에 창상 유형과 크기에 맞게 잘라서 사용하거나(그림 10-1), 사강이나 누공의 경우 겹겹으로 채우고(그림 10-2), 그 위에 이차 드레싱으로 덮어 주면 되는데, 이차 드레싱으로는 foam 드레싱을 가장 추천한다. 전술한 바와 같이 사강이나 누공을 과도하게 채우게 되면 삼출물 흡수 후 제제의 부피가 커져서 자칫 압박 손상을 유발할 수도 있으므로 과도하게 채우지 않도록 한다. 또한 창상 주위

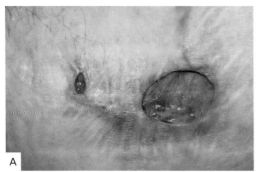
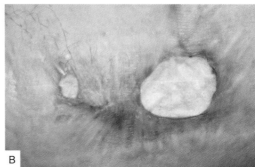
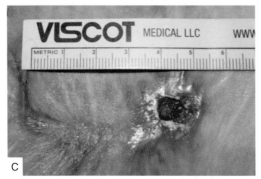

그림 10-1. 외과적 절개창이 벌어져 발생한 만성창상에 hydrofiber 드레싱(Aquacel, ConvaTec)을 적용한 예. 창상의 크기와 형태와 일치하도록 디자인하여 적용하는 것이 창상 주위 정상 피부의 짓무름을 예방하기 위하여 중요하다.

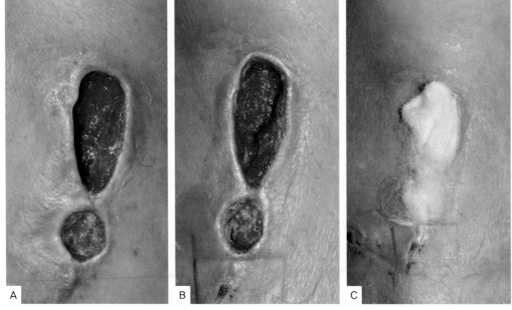

그림 10-2. 사강이 있는 만성창상에서 alginate 드레싱(SeaSorb, Coloplast)을 적용한 예. 사강을 채울 때는 삼출물 흡수 후 드레싱의 부피가 커져서 발생할 수 있는 압박 손상을 피하기 위하여 너무 과도하게 채우지 않는 것이 중요하다.

표 10-2. 대표적인 alginate 드레싱

제품명	제조사
Kaltostat	ConvaTec
SeaSorb	Coloplast
Algisite	Smith & Nephew
Algosteril	Johnson & Johnson
Tegaderm Alginate	3M Health Care

표 10-3. 대표적인 hydrofiber 드레싱

제품명	제조사
Aquacel	ConvaTec
Durafiber	Smith & Nephew

정상 피부의 짓무름을 예방하기 위하여 창상의 크기에 딱 맞게 디자인하여 사용하거나 주위 피부를 film이나 hydrocolloid 드레싱으로 보호해 주는 것이 좋다.

드레싱의 교체는 삼출물의 양과 감염 여부에 따라 1-3일 간격으로 교체해 주는 것을 추천하며 감염이 전혀 없는 경우 7일까지도 유지할 수 있다.

6. 제품의 예

Alginate의 경우 수십 가지가 제조되어 판매되고 있지만(그림 10-3), hydrofiber 드레싱제는 제품군이 다양하지 않다(그림 10-4). 두 드레싱 모두 sheet나 rope 형태로 출 시되고 있고 감염된 창상을 위하여 은(Ag) 이온을 함유한 제품을 가지고 있다. 특히 alginate에 꿀을 첨가한 제품(Medihoney, Derma Sciences)도 있다. Hydrofiber 드레싱의 경우에는 hydrocolloid나 foam 드레싱과 결합시킨 제품(Versiva, Aquacel Foam, 이상 ConvaTec)이 나와 있다. 최근에는 alginate와 hydrofiber를 혼합한 제품 (Melgisorb, Molnlyche Health Care)과 여기에 은 이온까지 첨가한 제품(Silvercel, Johnson & Johnson)도 출시되고 있다(그림 10-5). 대표적인 제품을 표 10-2와 표 10-3 에 정리하였다.

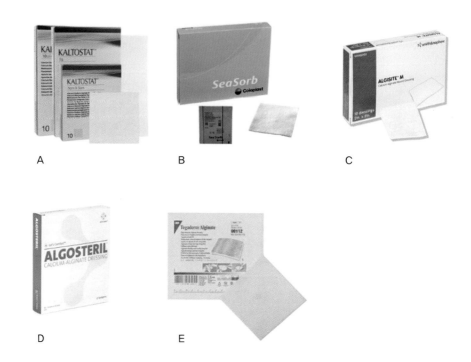

그림 10-3. 다양한 alginate 드레싱제. A Kaltostat (ConvaTec), B SeaSorb (Coloplast), C Algisite (Smith & Nephew), D Algosteril (Johnson & Johnson), E Tegaderm Alginate (3M Health Care).

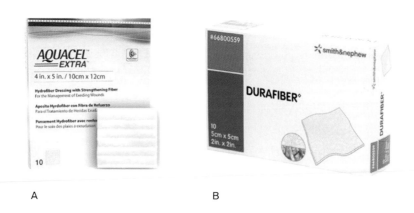

그림 10-4. Hydrofiber 드레싱제. A Aquacel (ConvaTec), B Durafiber (Smith & Nephew)

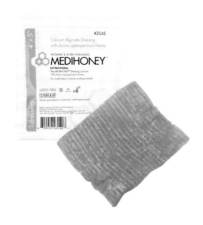

A

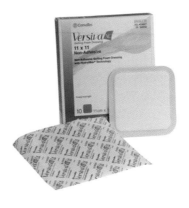

B

C

D

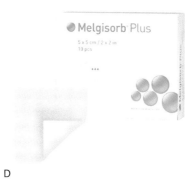

E

그림 10-5.
Alginate 혹은 Hydrofiber 성분의 혼합형 드레싱제.
A Medihoney, alginate+honey (Derma Science)
B Versiva, hydrofiber+hydrocolloid (ConvaTec)
C Aquacel foam, hydrofiber+foam (ConvaTec)
D Melgisorb, alginate+hydrofiber (Molnlyche
  Health Care)
E Sivercel, alginate+hydrofiber+silver (Johnson
  & Johnson)

References

1. Bale S, Baker N, Crook H, et al. Exploring the use of an alginate dressing for diabetic foot ulcers. J Wound Care 2001; 10: 81.

2. Barnea Y, Amir A, Leshem D, et al. Clinical comparative study of Aquacel and paraffin gauze dressing for split-skin donor site treatement. Ann Plast Surg 2004; 53: 132.

3. Bowler PG, Jones SA, Davies BJ, et al. Infection control properties of some wound dressing. J Wound Care 1999; 8: 499.

4. Chaby G, Senet P, Vaneau M, et al. Dressings for acute and chronic wounds: a systematic review. Arch Dermatol 2007; 143: 1297.

5. Foster L, Moore P, and Clark S. A comparison of hydrofibre and alginate dressings on open acute surgical wounds. J Wound Care 2000; 9: 442.

6. Jude EB, Apelqvist J, Sprault M and Martini J. Prospective randomized controlled study of hydrofiber dressing containing ionic silver or calcium alginate dressings in non-ischaemic diabetic foot ulcers. Diabet Med 2007; 24: 280.

7. Meaume S, Vallet D, Morere MN, et al. Evaluation of a silver-releasing hydroalginate dressing in chronic wounds with signs of local infection. J Wound Care 2005; 14: 411.

8. Moues CM, Heule F, Legerstee R, et al. Five millennia of wound care products - what is new? A literature review. Ostomy Wound Manage 2009; 55: 16.

9. Owada K. Use of a hydrofiber dressing to manage PEG sites. Adv Skin Wounds Care 2005; 18: 183.

10. Pendry, E. The use of alginate dressings in the treatment of diabetic foot ulcers. Diabetic Foot 2006; 9: 76.

11. Teot L, Maggio G, and Barrett S. The management of wounds using Silvercel hydroalginate. Wounds UK 2005; December: 3.

12. Thomas S. Use of a calcium alginate dressing. Pharm J 1985; 235: 188.

13. Thomas S and loveless P. Observations on the fluid handling properties of alginate dressings. Pharm J 1992; 248: 850.

14. Timmons J. Alginates and hydrofibre dressings. Prof Nurse 1999; 14: 496.

15. Walker M, Hobot JA, Newman GR, et al. Scanning electron microscopic examination of bacterial immobilization in a carboxymethyl cellulose(AQUACEL) and alginate dressings. Biomaterials 2003; 24: 883.

16. Winter G. Formation of the scab and the rate of epithelization of superficial wounds in the skin of the young domestic pig. Nature 1962; 193: 293.

Chapter

11 Foam

나영천, 허은숙

1962년 영국의 생체공학자 George Winter는 효율적인 창상 치료를 위해서는 습윤 환경의 유지가 필수적으로 요구되는 인자라는 연구 결과를 발표하였다. Winter는 창상 부위가 건조한 상태보다는 수분을 적당히 함유한 상태에서 상피의 재형성이 두 배정도 빠르다는 사실을 실험을 통해 증명했고, 더 나아가 삼출물이 피부를 재생하는 데 필요한 성장 인자를 많이 함유한다는 사실까지도 밝혀냈다. 그 이후 건조 드레싱의 단점을 보완한 이른바 '폐쇄성 습윤 드레싱' 방식이 널리 사용되기 시작하였는데 이것은 창상면을 밀폐해 습윤 상태를 유지시켜 재생 상피세포가 창상면을 빠르게 덮어 창상 수복을 촉진시킨다는 원리를 이용한 방법이다.

다양한 연구 이후 창상의 삼출물을 줄이고 습도를 유지하기 위해 폐쇄성 습윤 드레싱의 원리를 이용한 스폰지 형태의 수 많은 polyurethane foam 드레싱제가 개발되어 전 세계적으로 빠르게 확산되어 사용되고 있으며 모든 드레싱제 중 50% 가까이를 차지하고 있다. 국내의 경우에는 1990년대 후반에 소개되어 소량씩 사용되다가, 2001년 바이오벤처기업인 ㈜바이오폴에서 Medifoam을 개발한 이후 폭발적인 사용의 증가를 보이고 있다(그림11-1).

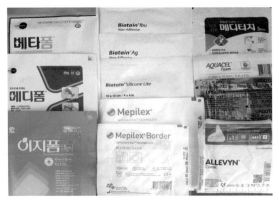

그림 11-1 여러 종류의 foam 드레싱제

1.드레싱 재료의 특징

고식적인 거즈 드레싱은 창상에 건조한 환경을 조성하며, 피와 단백질이 풍부한 삼출물이 배출되어 형성된 가피가 일시적으로 창상의 보호와 새로운 상피 형성에 도움이 될 수는 있으나 시간이 지날수록 하부의 섬유층과 견고하게 고정되어 세포의 이동에 방해가 되고, 계속적인 습기의 증발을 막을 수 없어서 상피의 재생을 방해 하며 약 30%에서 창상 감염 없이도 감염을 발생시키며 교환 시 창상 표면과 달라붙어 환자에게 통증을 유발하기도 한다. 이러한 여러 단점을 보완하여 창상 상피화를 빠르게 촉진시키는 드레싱제가 polyurethane foam이다. 현재는 각기 다른 특징을 가진 여러 종류의 polyurethane foam 제제 들이 많이 사용되고 있다.

Foam 드레싱은 polyurethane을 기반으로 만들어져 흡수력이 좋고 가스와 증기의 투과가 가능하여 중증도의 많은 양의 삼출물이 있는 창상에 사용한다. 지금까지 사용되고 있는 polyurethane foam 드레싱제들은 기본적으로 창상 접촉층, 흡수층, 보호층의 3차원 구조로 삼출물 흡수를 돕는다(그림 11-2, 그림 11-3). 접촉층은 세포구조의 polyurethane으로 창상면에 접착성이거나 비접착성이다. 흡수층은 두터운 polyurethane foam으로 삼출물을 흡수하고 보유하며 적절한 습윤 환경을 제공하고 외부의 충격과 자극으로부터 피부를 보호한다. 제일 바깥층인 보호층은 외부 이물질 침입에 의한 오염으로부터 창상을 보호하고 일정 정도 수분 및 가스를 투과시키는 기능을 갖고 있어 흡수층의 삼출물을 수분 형태로 방출할 수 있게 한다.

드레싱의 습윤 유지 정도는 투습도(Moisture Vapor Transmission Rate: MVTR)로 측정하는데, 드레싱을 통해 창상 기저부로부터 외부 환경까지 습기를 배출시키는 능력을 말한다. Foam 드레싱의 MVTR은 평균 792g/㎡/day정도(피부의 정상 수분 증발 투과율은 240-1800g/㎡/day)로 삼출물이 많은 창상에는 MVTR이 높은 드레싱을 적용하여야 하고, 이러한 창상에 MVTR이 낮은 드레싱을 적용할 경우 흡수된 다량의 삼출물이 외부 환경으로 증발되지 않아 삼출물이 누수 되어 오염되고, 세균의 증식을 조장하며, 창상 주위 피부를 침연 시켜 잦은 드레싱이 필요할 수 있다. 따라서 낮은 MVTR을 가진 드레싱은 건조하거나 삼출물이 적은 창상에 사용하여 습윤한 창상 기저부를 유지할 수 있게 도와주어야 한다.

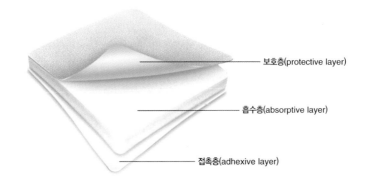

그림 11-2. Foam의 3차원 구조 단면

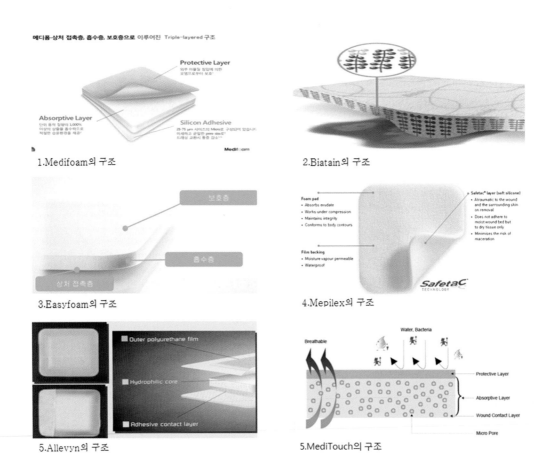

그림 11-3. 다양한 형태 및 구성으로 이루어진 foam 드레싱제들의 구조 단면

표 11-1. Pore size of dressings

Product	Wound contact layer (㎛)	Cross-section (㎛)
Medifoam	25-75	100-350
Biatain	53-158	241-366
Allevyn	52-154	169-455
Mepilex	55-343	346-645

    Foam의 삼출물 흡수 정도와 투습도는 foam 접촉층과 흡수층의 micro pore size, cell size와 관계가 있으며. 작은 pore size는 큰 pore size에 비해 흡수력이 낮고 투습도가 낮지만, 접촉층의 작은 pore size는 육아조직이 침투하기 어려워 드레싱 교환 시 신생혈관이나 형성된 섬유아세포와 keratin과 같은 세포에 이차적인 손상이 적다. 그래서 대부분의 foam 제제는 창상 치유에 도움이 되는 적당한 크기의 pore size를 혼합하여 만들어지므로 창상의 손상을 최소화 하고 삼출물 흡수력과 투습도가 적절한 foam 드레싱제를 적용하는 것이 창상 치유에 중요하다 할 수 있겠다 (표 11-1)(그림 11-4, 그림 11-5, 그림 11-6).

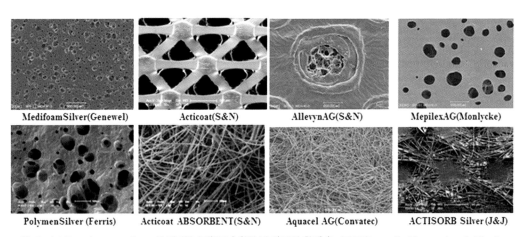

그림 11-4. Wound contact layer의 전자현미경(SEM) 촬영 결과(50배 확대) (A-BETAfoam, B-Allevyn-Ag, C-Mepilex-Ag, D-Polymem-Ag) (SK Han, Innovations and Advances in Wound Healing, Springer-Verlag Berlin Heidelberg 2016)

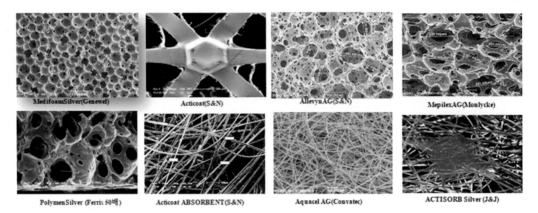

MedifoamSilver(Genewel)   Acticoat(S&N)   AllevynAG(S&N)   MepilexAG(Monlycke)

PolymenSilver (Ferris 50배)   Acticoat ABSORBENT(S&N)   Aquacel AG(Convatec)   ACTISORB Silver (J&J)

그림 11-5. absorptive layer의 전자현미경(SEM) 촬영 결과(50배 확대) (E-BETAfoam, F-Allevyn-Ag, G-Mepilex-Ag, H-Polymem-Ag) (SK Han, Innovations and Advances in Wound Healing, Springer-Verlag Berlin Heidelberg 2016)

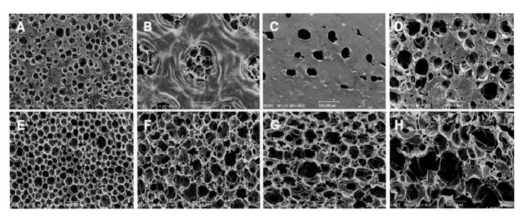

Fig. 2.20 Magnifying views of wound contact layer and absorptive layer of dressing (×50). (A–D) Wound contact layer of Betafoam®, Allevyn®-Ag, Mepilex®-Ag, and PolyMem®-Ag. Betafoam® showed the smallest pore size on wound contact layer among the tested samples. The average pore size on wound contact layer in Betafoam® was 53.2 ± 16.3 µm ($25 \sim 75$ µm). The average pore sizes on wound contact layer in Allevyn®-Ag, Mepilex®-Ag, and PolyMem®-Ag were 470.2 ± 24.1 µm ($432 \sim 501$ µm), 109.0 ± 32.8 µm ($67 \sim 184$ µm), and 159.6 ± 43.9 µm ($86 \sim 204$ µm), respectively. (E–H) Absorptive layer of Betafoam®, Allevyn®-Ag, Mepilex®-Ag, and PolyMem®-Ag. Betafoam® also showed the smallest pore size on the absorptive layer. The average pore size on absorptive layer in Betafoam® was 79.0 ± 21.1 µm ($51 \sim 112$ µm), and those in Allevyn®-Ag, Mepilex®-Ag, and PolyMem®-Ag were 256.8 ± 36.0 µm ($206 \sim 311$ µm), 311.4 ± 51.9 µm ($245 \sim 376$ µm), and 413.8 ± 45.3 µm ($353 \sim 492$ µm), respectively

그림 11-6. 각 제품의 pore size (SK Han, Innovations and Advances in Wound Healing, Springer-Verlag Berlin Heidelberg 2016)

표 11-2. Fluid Handling properties following 24 hours' incubation

Product	Moisture vapour loss (g/10㎠)	Absorbency (g/㎠)	Fluid handling capacity(g/㎠)
Biatain Adhesive	1.48	11.97	13.44
Biatain Non-Adhesive	9.27	4.06	13.33
Allevyne Adhesive	1.80	4.70	6.51
Allevyn Non-Adhesive	0.98	3.03	4.01
Mepilex	1.44	6.56	7.99
Mepilex Border	4.82	5.63	10.45

Thomas et al., 2005

표 11-3. The absorption of test liquid in foam under compression

Under compression	Absorbency(g/㎠, 40mmHg, 24 hours)
Biatain Soft-Hold(4.2)	0.87
Biatain Non-Adhesive(4.3)	0.86
Allevyn Compression(2.8)	0.39
Allevyn Non-Adhesive(5.7)	0.59
Mepilex(5.5)	0.49
Tielle™ Plus Borderless(4.1)	0.44

출처: National Pressure Ulcer Advisory Panel(2016)

국내에서 생산되어 많이 사용되고 있는 Medifoam의 경우 보호층은 799-827g/ ㎡/day의 투습도로 정상 피부의 침윤을 방지할 수 있으며 창상 부위에 적절한 습윤 환경을 제공한다. 흡수층은 100-350㎛의 cell size로 구성되어 있으며 단위 용적 질량의 1000% 이상의 삼출물 흡수력을 보유하고 있으며, 창상 접촉층은 비점착성으로 25-75㎛ 크기의 작은 pore size로 창상 접촉층 사이로 신생 세포가 침투하기 어려운 특징을 가지고 있다.

Medifoam은 빠른 흡수력과 흡수 전 중량의 13.5배의 높은 흡수력, 6배의 높은 보습력을 가지고 있다. Biatain은 독특한 3D foam 구조로 접촉층은 따로 없고 바깥 층인 polyurethane film층과 흡수층인 polyurethane foam층으로 되어 있는데 허파꽈리 모양의 독특한 foam 구소로 삼출물을 수직으로 흡수하고 잡아 주며, 삼출물을 흡수하게 되면 창상 기저부로 부풀어 들어가 창상 사강을 메우면서 밀착하게 되면서 습윤한 환경을 유지시켜 준다.

Easy foam은 100㎛ 이하의 pore size로 되어 있고, 30%의 수분 함유력을 가지고 있다. Mepilex는 수분 증기가 투과할 수 있는 film층, 삼출물을 흡수하는 흡수층, 접촉층이 soft 실리콘 contact layer로 마른 피부에는 들러붙고 습윤 창상에는 들러붙지 않는 접촉층으로, 부착이 용이하고 이차적인 고정이 필요없이 편리하게 사용할 수 있으며, 창상에서 떼어낼 때 피부의 표피 손상을 덜 일으킬 수 있다.

Allevyn 또한 Polyurethan film층, hydrophillc core 흡수층, adhesive contact layer로 구성되어 있으며, pore size는 800㎛ 이하로 구성되어 있다. MediTouch는 습윤 상태에서의 투습도는 3000−5000g/㎡/day이며, 건조 상태에서 1500−2000g/㎡/day이다. 각각의 polyurethane foam 제제는 흡수력과 투습도 즉 수분 증발 투과율이 제품에 따라 차이가 있으므로 창상 상태에 따라 이를 고려하여 사용하여야 한다(표 11-2, 표 11-3).

현재 여러 polyurethane foam 드레싱제가 기본적인 형태 이외에 밀도, 입자 크기, 표면 처리, 혼합 물질 등에 따라 다양한 파생 제품이 상품화되어 사용되고 있다.

흡수층에 Silver ion을 함유한 Medifoam Silver, Biatain Ag, Allevyn Ag, Mepilex Ag 등이 있으며, 이 중 Silver sulfadiazine(AgSD)을 75㎍/㎠의 농도로 함유하고 있는 Medifoam Silver는 Colony의 생성을 막아 감염 요인인 미생물을 제거하고 다양한 병균에 효과적인 항균 효과 및 Barrier 기능을 한다.

BETAfoam은 3% povidone−iodine을 함유하고 있어 창상 삼출물을 흡수하면서 iodine을 지속적으로 방출하여 Staphylococcus 균과 Pseudomonas 균에 항균력을 가지고 있다. 다만 Betafoam의 iodine 농도가 혈중에 영향을 미치지 않는다고 제조사에서는 밝히고 있지만 환자의 안전을 고려하여 소아나 임산부, 갑상선 질환이 있는 환자에서의 사용은 주의해야 할 것으로 보이며 장기간 사용 시 갑상선 기능을 확인하는

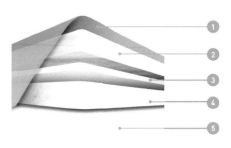

그림 11-7. Mepilex Border 구조

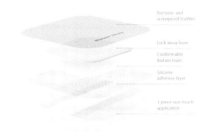

그림 11-8. Biatain silicone 구조

것이 안전할 것으로 보인다. 창상 부위의 통증 조절을 위해 ibuprofen 0.5mg/cm²을 함유한 Biatain Ibu도 개발되어 사용되고 있다.

　Biatain Silicone과 Mepilex Border는 접촉층이 silicone contact layer로 되어 있어 피부에 부드럽게 밀착 및 제거가 가능하여 특히 피부가 힘이 없고 약한 경우 사용하기 용이한 제품이다. 이러한 silicone contact layer 제품들은 이차적인 접착 고정 반창고를 사용하지 않아도 고정이 가능하며 드레싱 교환 시 이차적인 피부 손상을 최소화 할 수 있어, 특히 피부가 약해져 있는 욕창 환자들에게 유용하게 사용할 수 있다. 5개의 층으로 구성된 Mepilex Border는 바깥 film층, polyurethane foam pad, nonwoven spreading layer, polyacrylate fibers, safetac silicone layer로 되어 있어 shear와 friction 발생 시 피부 미끌거림으로부터 보호하는 역할을 하여 욕창 예방에도 사용되고 있다(그림 11-7, 11-8).

　또한 해부학적 구조에 따른 다양한 형태의 foam 드레싱제들도 개발되어 사용되고 있는데 욕창이 자주 발생되는 천골부위에 맞추어진 Mepilex Border Sacrum,

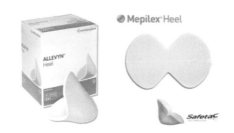

그림 11-9. 발 뒤꿈치 부착용 foam

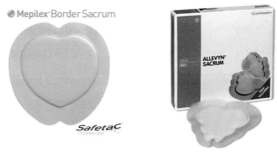

그림 11-10. 천골 부위 부착용 foam

Allevyn Sacrum이 있으며, 발뒤꿈치의 손상을 최소화하기 위한 Allevyn Heel, Mepilex Heel, RenoFoam Heel 등도 점차 사용이 증가하는 추세이다(그림 11-9, 11-10).

2.장점

Foam 드레싱은 흡수력이 좋고 가스와 증기의 투과가 가능하여 중등도로 많은 양의 삼출물이 있는 창상에 사용하여 습윤한 환경을 유지해 줌으로써 빠른 창상 치유에 도움이 된다. 드레싱 제거 시 창상에 달라붙지 않아 통증이 덜하여 환자에게 편안함을 제공하며, 제거도 용이하고, 고식적 방법에 비하여 드레싱 횟수도 줄일 수 있고, 삼출물이 새는 것도 막아 줄 수 있다. 이 외에도 최근에는 foam 드레싱제의 쿠션 효과를 이용하여 창상이 없을지라도 뼈가 돌출된 부분이나 마찰이 심한 부위에 발생하는 압력 손상의 예방 및 보호 목적으로도 사용이 증가하고 있다. 또한 창상의 성질에 따라 다른 드레싱제와 함께 사용할 수 있는 적응증이 넓은 다용도의 드레싱제이다.

3.단점 및 주의 사항

건조가피가 있는 창상은 더 건조하게 할 수 있으며, 염증성 창상에서는 분비되는 삼출물을 보유하고 있어 염증 상태를 더 악화 시킬 수 있으므로 주의하여 사용해야 한다. 대부분의 foam 제제는 항균 효과를 가지고 있지 않으므로 가능한 오염되지 않게 사용하고, 개봉 후 가급적 빨리 사용하여야 한다.

많은 양의 삼출물이 발생하는 창상의 경우 흡수의 한계성으로 인하여, 또는 삼출물로 인하여 창상 주변의 짓무름을 발생 시키고 창상의 이차 감염의 원인이 될 수 있으므로 교환 시기가 짧아야 한다.

제품들의 특성 상 창상이 직접 눈에 보이지 않으므로 세심한 관찰이 필요한 창상 부위의 경우는 사용을 고려하여야 한다. 또한 두꺼운 foam 제제를 마찰이 심한 부위에 사용시 말리는 경향이 있으므로 움직임이 많고 침상에 누워만 있는 환자의 천골, 미골, 둔부 및 발뒤꿈치 등의 압력 손상에 사용 시에는 제품의 고정에 세심한 주의가 필요하다.

4.적응증

염증이 없으면서 삼출물이 있는 거의 모든 창상 부위에 사용이 가능하여 화상, 피부 이식 공여 부위, 당뇨발 창상, 허혈성궤양, 정맥성궤양, 찰과상, 연부조직 결손 부위, 수술 후 드레싱, 압력 손상 부위 등 대부분의 다양한 창상에 적용할 수 있다. 또한 뼈 돌출 부위 및 마찰 부위의 압력 손상 예방 및 피부 보호를 위해서도 사용이 가능하다.

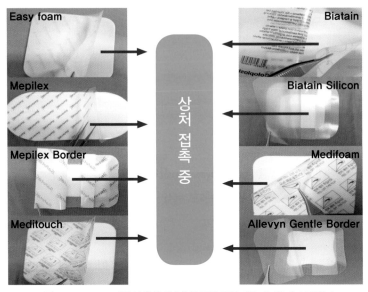

그림 11-11. Foam 제품의 창상 접촉층은 투명 필름지를 제거한 후 부착한다.

5.적용 방법

Foam 드레싱제는 창상 경계면에서 정상 피부를 1~2cm 더 덮을 수 있는 크기를 선택하여야 창상을 보호하고 삼출물로 인한 짓무름을 예방할 수 있다. 창상 크기에 맞는 제제가 없을 경우 창상 크기에 맞게 잘라서 사용하기도 하는데 이 때는 감염 예방을 위하여 소독된 가위를 사용하여 재단한다. 앞서 이야기한 대로 대부분의 foam 드레싱제는 항균 효과가 없으므로 가급적 오염이 되지 않도록 세심한 주의를 기울여야 한다.

Medifoam, Mepilex, Allevyn Adhesive, Biatain silicone과 같은 경우에는 제품의 창상 부착면에 있는 투명 필름지를 떼어낸 후 창상에 적용한다. 그렇지만 Biatain, Allevyn Non-Adhesive 같은 경우에는 창상 부착면에 필름지가 없기 때문에 제품 개봉 시 더욱 주의하여 다루어야 한다(그림 11-11).

또한 창상 주변에서 이차 감염이 유발되지 않도록 창상을 깨끗이 드레싱한 후 되도록 주변 정상 피부를 부착하고자 하는 foam 크기보다 더 넓게 소독을 시행한 후 foam 드레싱을 적용하여야 한다.

6.제품의 예

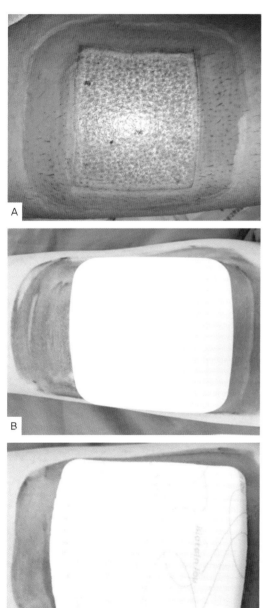

그림 11-12. 피부 이식 공여 부위(A) 드레싱을 위하여 주변에서 이차 감염이 유발되지 않도록 주변 정상 피부까지 깨끗이 드레싱한 후에 Medifoam(B)과 통증 경감을 위해 Biatain Ibu(C)를 사용한 모습이다.

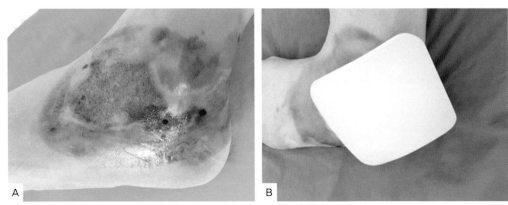

그림 11-13. 염증이 없는 2도 화상 부위에 주변 피부까지 드레싱(A) 시행 후 foam 드레싱을 적용(B)한 모습이다.

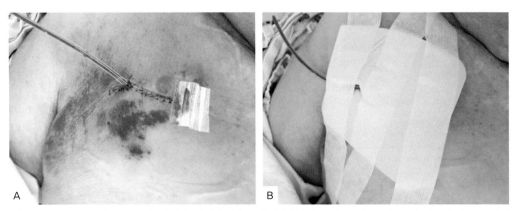

그림 11-14. 수술 부위에 적용한 예로서 페이스메이커 시술 후 혈종이 발생한 부위(A)에 혈종 제거 수술 후 항생제연고를 얇게 바르고 polyurethane foam을 적용(B)하였다.

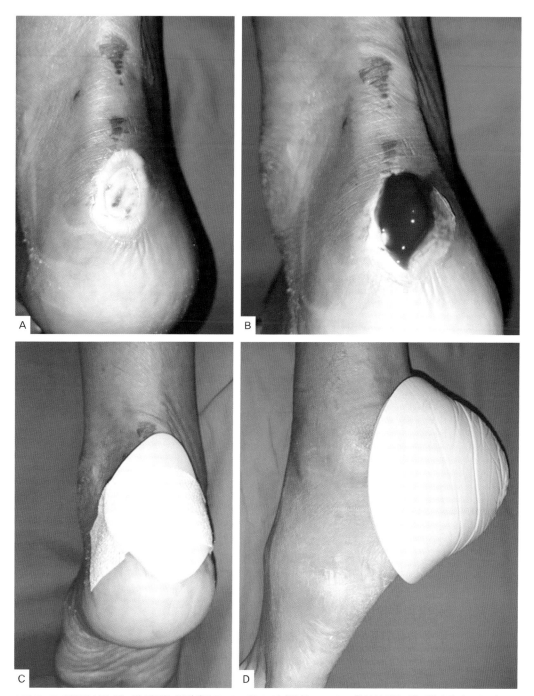

그림 11-15. 염증이 남아 있는 발 뒤꿈치 창상(A)에 Repigel을 도포(B)한 후 foam으로 창상 부위를 덮은 후(C) 압력으로부터 보호하기 위해 그 위에 쿠션 역할을 위하여 Allevyn heel을 적용(D)하였다.

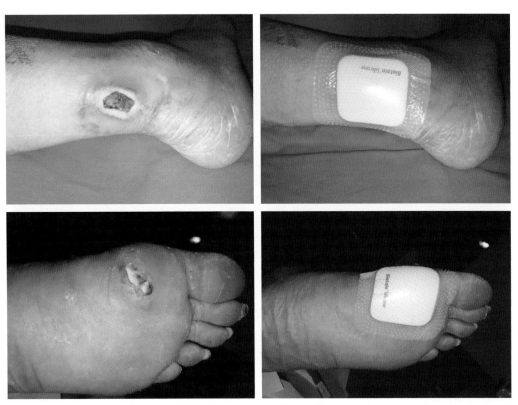

그림 11-16. Silicone이 함유된 foam을 적용한 경우로 이차적인 반창고 고정을 하지 않아도 silicone contact layer가 있어 부착이 용이한 모습을 보여 주고 있다.

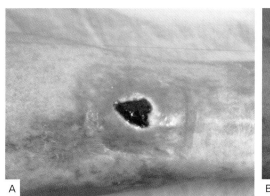
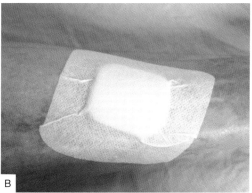

그림 11-17. 창상에 Repigel을 도포(A)한 후 foam 드레싱으로 덮은 후 고정을 위하여 Hypafix를 이용하여 고정한 모습(B)이다.

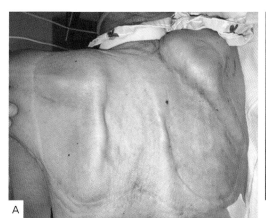
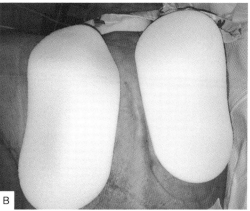

그림 11-18. 견갑골 돌출 부위(A)에 접착성 contact layer가 있는 Mepilex를 압력 손상 예방을 위하여 부착한 모습(B)이다.

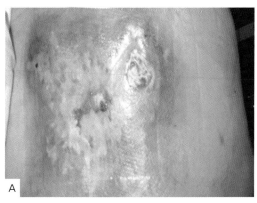
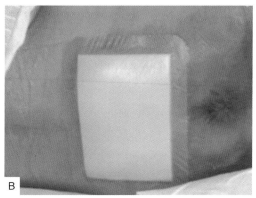

그림 11-19. 천골 부위 압력 손상(A)에 사용한 예로서 염증의 정도가 심하지 않으며 피부가 약하고 상피화된 부위의 이차적인 손상을 피하기 위해 silicone contact layer 제품인 Mepilex Border를 사용한 모습(B)이다.

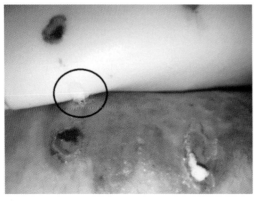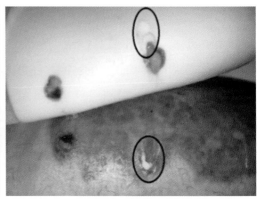

그림 11-20. Foam 드레싱이 건조한 창상 가장자리에 달라 붙어서 뜯어진 경우로 이런 경우에는 억지로 제거 시 이미 상피화가 진행된 부분이 떨어져 나갈 수 있으므로 식염수를 적시면서 조심히 제거하여야 한다. 삼출물이 적은 경우에는 두꺼운 foam (4-7mm)보다 얇은 foam (1-2mm)을 고려해 보아야 한다.

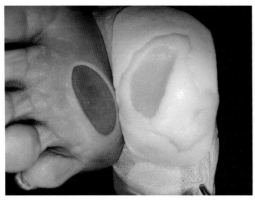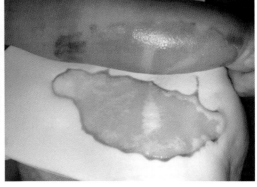

그림 11-21. 두꺼운 foam을 사용하였음에도 삼출물이 다량으로 분비되어 창상 주변 피부가 짓무른 경우로 이런 경우는 드레싱 횟수를 늘려 주어야 하며 그럼에도 불구하고 완전히 흡수가 되지 않으면 다른 드레싱 방법을 고려하여야 한다.

그림 11-22. 적당한 크기와 두께의 foam 드레싱 사용으로 삼출물이 창상 크기만큼 배출된 모습이며 foam 드레싱의 흡수도 적당한 양을 보여 주고 있다.

그림 11-23. 얇은 foam 드레싱 제제의 사용으로 인하여 삼출물이 모두 흡수되지 못하여 창상에 남아 있는 모습이다. 이런 경우 더 두꺼운 foam 드레싱 제제를 사용하거나 드레싱 횟수를 늘려야 한다.

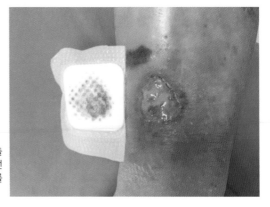

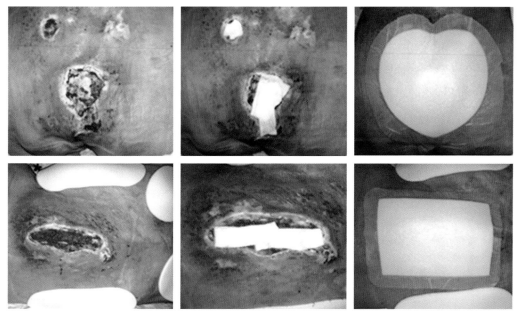

그림 11-24. 천골 부위와 척추 부위 욕창에 드레싱제를 혼합 적용하여 Mepilex Border Sacrum과 Mepilex Border를 사용하였다.

References

1. 김승환. Advanced wound dressings for exudate management. 대한응급의학회 학술초록집 2016; 1: 369.

2. 김원일, 김철주, 김대연 외. 창상치료용 폴리우레탄 폼의 제조 및 특성연구. Polymer(Korea) 2010; 34: 442.

3. 박경희. 그림으로 보는 상처관리. 서울: 군자출판사. 2010.

4. 이혜옥, 김순옥, 김정윤 외. 포널스 상처관리. 포널스 출판사. 2009.

5. Atkin A, Stephenson J, Bateman SD. Foam dressings: a review of the literature and evaluation of fluid-handling capacity of four leading foam dressings. Wounds UK 2015; 11: 75.

6. Cartier H, Barrett S, Campbell K et al. Wound management with the Biatain® Silicone foam dressing: A multicentre product evaluation. Wounds International 2014; 10: 26.

7. Jung JA, Han SK, Jeong SH, et al. InVitro evaluation of Betafoam, a new polyurethane foam dressing. Adv Skin Wound Care 2017; 30: 262.

8. Lee SM Park IK, Kim YS, et al. Physical, morphological, and wound healing properties of a polyurethane foam-film dressing. Biomaterials Research 2016; 20: 110.

9. Lee SM, Park IK, Kim YS, et al. Superior absorption and retention properties of foam-film silver dressing versus other commercially available silver dressing. Biomaterials Research 2016; 20: 268.

10. Palao i Domenech R, Romanelli M, Tsiftsis DD, et al. Effect of an ibuprofen-releasing foam dressing on wound pain: a real-life RCT. J Wound Care 2008; 17: 342.

12

Composite Dressing

최승석

현재 수많은 다양한 창상 치료제가 개발되어 제품화 되었다. 각자 장점도 있지만 한계점 또는 단점도 있어서, 여러 재료를 한 제품으로 결합하여 서로의 단점을 보완하여 설계하면 보다 기능적으로 우수하고 사용에 편리한 제품을 제공할 수 있다. 이러한 노력의 일환으로 이미 여러 제품이 출시되었고, 앞으로는 더 많은 제품이 개발될 것으로 보인다. 본 장에서는 composite dressing의 정의, 분류와 미래 개발 방향을 예측해 본다.

1.정의

Composite dressing에 대한 정의는 다양하며 아직 합의된 정의는 없는 실정이다. 따라서 본 지침서에서는 기본 드레싱제인 거즈, foam, film, hydrocolloid, hydrofiber, hydrogel 중 두 개 이상의 다양한 종류의 드레싱 치료제를 결합하여, 각 구성품의 장점은 살리고, 단점은 서로 보완하여 더욱 우수한 제품으로 개발한 제품을 composite dressing이라고 한다. 다만 단순히 여러 구성품을 결합하여 만드는 것 뿐만 아니라, 구성품들이 결합으로 인하여 고유의 효과를 발휘하는 제품을 composite dressing이라고 한다.

2.Composite Dressing의 종류

1) Post op Visible (Smith & Nephew)

투명한 film과 foam을 결합한 드레싱제로 foam을 벌집 모양으로 처리한 것이 특징이다.

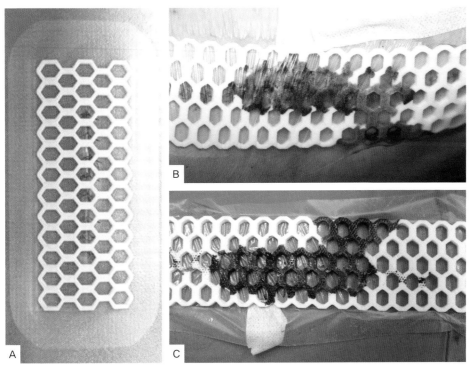

그림 12-1. Post op visible (Smith Nephew): A 봉합된 수술 창상에 착용 직후. B 수술 후 첫 날. C 첫날 드레싱 제거 후 모습

(1) 장점

Foam에 벌집 모양의 빈 공간을 만들고 외부는 투명한 film으로 제작되어 삼출물의 양상과 양을 드레싱제를 떼지 않고도 직접 관찰할 수 있다. Film은 가스와 수분이 투과할 수 있고 foam은 film과 함께 습윤 환경을 유지해 준다. 외부층이 필름이므로 수술 창상에 사용시, 즉시 샤워가 가능하다. 몰딩이 용이하여 관절 위에 사용하기 좋다.

(2) 단점 및 제한 점

Foam의 부피가 적어서 삼출물이 많은 창상에는 사용할 수 없고, 균침투를 막아 주는 외부층이 얇기 때문에 다른 제품에 비하여 작은 긁힘에도 쉽게 파열된다.

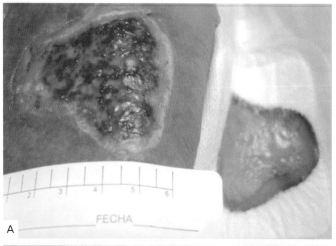

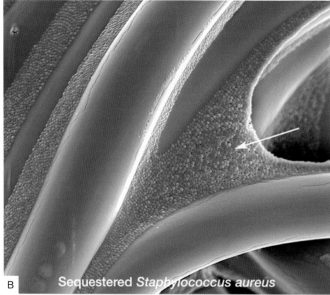

그림 12-2. Versiva XC
A 제거된 드레싱제에 삼출물이 창상 부위에 만 흡수되고, periwound 쪽은 침범이 없는 것을 확인할 수 있는 사진.
B 주사전자현미경(SEM) 촬영에서 황색 포도상구균(화살표)이 Versiva XC의 hydrofiber 사이에 갇힌 모습.

2) Versiva XC (Convatec)

Foam과 hydrofiber의 결합된 제품.

(1) 장점

Hydrofiber는 삼출물과 접촉했을 때 gel로 전환하여 삼출물 및 포함된 세균을 절 속에 가두어 다량의 삼출물에 적합하고 세균을 중화시키는 효과가 있다.

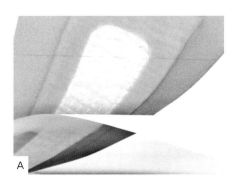

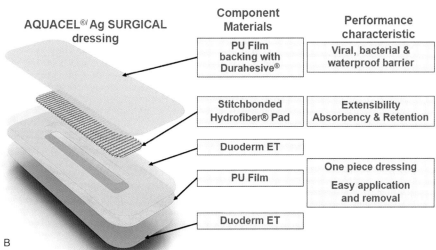

AQUACEL®/ Ag SURGICAL dressing	Component Materials	Performance characteristic
	PU Film backing with Durahesive®	Viral, bacterial & waterproof barrier
	Stitchbonded Hydrofiber® Pad	Extensibility Absorbency & Retention
	Duoderm ET	
	PU Film	One piece dressing Easy application and removal
	Duoderm ET	

그림 12-3. Aquacel Surgical A 제품 사진. B 드레싱제 구성

효율적인 삼출물 흡수로 인하여 periwound를 maceration으로부터 보호하고 제거 시 통증을 최소화 했다는 것이 제품사의 주장이다.

(2) 단점

접착력이 약하다.

3) Aquacel Surgical (Convatec)

Hydrocolloid와 hydrofiber를 여러 층으로 구성된 드레싱제로 창상 주변 피부에 접착하는 부분을 두겹의 hydrocolloid로 만들고 창상 부위에는 stitchbonding된 hydrofiber (Aquacel)로 구성되어 있다.

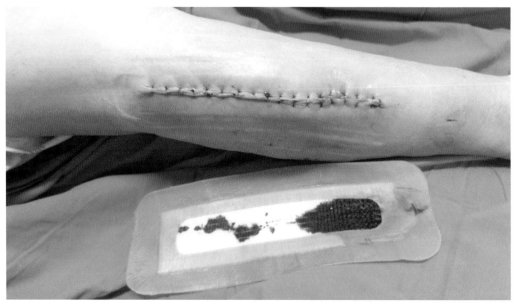

그림 12-4. Aquacel Surgical: 창상 감염 환자에서 변연절제술 이후 창상을 일차 봉합한 후 드레싱: 피와 삼출물을 효과적으로 흡수하고 maceration 없이 유지해 주는 composite dressing.

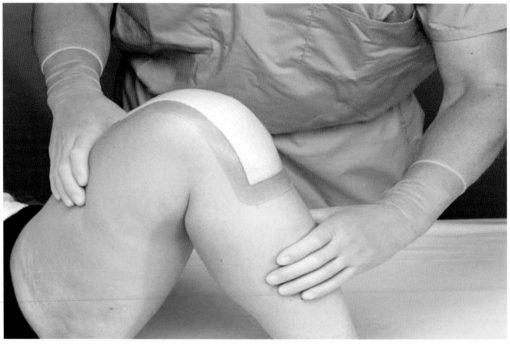

그림 12-5. 무릎 관절을 굴곡시켜도 드레싱이 유지되고 방수가 보장된다.

(1) 장점

Hydrocolloid는 드레싱의 폐쇄(occlusive dressing)를 가능하게 해주므로 빠른 창상 치유에 도움이 되고 창상을 실링하여 환자가 치료 기간 동안 샤워를 할 수 있게 해 준다. 여러 겹의 hydrofiber는 삼출물 흡수가 우수하여 드레싱 교체 주기를 현저하게 줄인다. 이 때문에 저자는 복부피판으로 자가조직 유방 재건술 시행 시 공여 부위에 Aquacel Surgical을 사용하는데, 봉합사를 제거할 때까지 드레싱을 1차례만 교체하면 된다.

또한 인공관절 수술 후 사용했을 때 급성 관절주변염을 줄였다는 연구 결과가 보고되고 있다. Aquacel 대신 Aquacel Ag가 사용되는 제품도 있지만 우리 나라에서는 까다로운 규정 때문에 아직 사용할 수 없다

(2) 단점 및 제한 점

좋은 제품이지만 고가이다.

4) Allevyn Life (Smith & Nephew)

여러 층의 foam과 cellulose로 구성된 제품으로 국내에는 아직 출시 되지 않았다. 피부 또는 창상과 접촉하는 면은 부드러운 silicone으로 만들어졌고 다음 층은 foam으로 구성되어 있다. 이후 층은 hydrofiber로 가공되었고, "lock away core"라고 불린다. 이위에 "discretion layer"가 있고, 맨 위에는 top film이 물과 세균을 막아 주고, 가스와 수분을 통과할 수 있게 구성되어 있다.

(1) 장점

Silicone은 창상에 달라 붙지 않으므로 드레싱 교체 시 통증을 줄여 주고, foam이 주로 삼출물을 흡수해 주는데, 흡수 능력이 초과될 시에는 lock away core가 삼출물을 잡아 준다. Discretion layer는 창상에서 묻어 나오는 삼출물을 보이지 않게 가려주는 역할을 해주지만, 삼출물이 넘쳐서 드레싱제의 가장 자리까지 도달할 때는 관찰하는 사람이 볼 수 있게 처리되어 있다.

(2) 단점 및 제한 점

아직 출시되지 않은 제품으로 자세히 알 수 없지만, 고가의 드레싱제일 수 있겠고, 성능은 임상 경험이 쌓여야 평가할 수 있을 것이다.

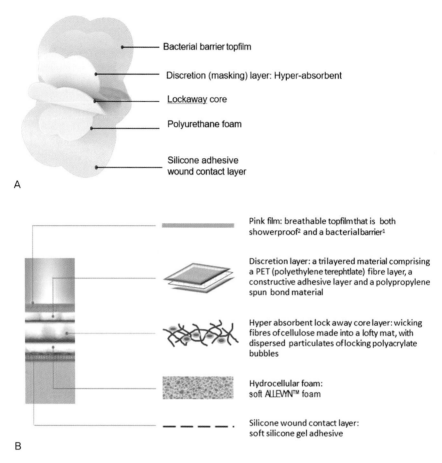

그림 12-6. Allevyn Life　A 제품 구성, B 구성원의 기능

3. Composite Dressing의 미래: 방수 기능, 관절운동, 흡수력 강화

현재 수 많은 새로운 드레싱 재료가 개발 중인데, 이중 composite dressing이 큰 비중을 차지하고 있다. Composite dressing은 사용자인 의료인을 위하여 편의성을 극대화 하고, 사용 대상인 환자를 위하여 성능과 편의 개선을 통하여 통증의 최소화, 더욱 빠른 창상 치유, 방수 처리, 감염률 감소로 이어질 것으로 기대된다. 모든 면에서 더욱 우수한 제품이 개발될 것은 틀림이 없으나, 환자 또는 보험이 부담해야 하는 비용 역시 계속 증가할 것이 예상된다.

References

1. Agrawal P, Soni S, Mittal G. Role of polymeric biomaterials as wound healing agents. Int J Low Extrem Wounds 2014; 13: 180.

2. Cai J, Karam JA, Parvizi J, et al. Aquacel surgical dressing reduces the rate of acute PJI following total joint arthroplasty: a case—control study. J Arthroplasty 2014; 29: 1098.

3. Catanzano O, Docking R, Schofield P, et al. Advanced multi—targeted composite biomaterial dressing for pain and infection control in chronic leg ulcers. Carbohydrate polymers 2017; 172: 40.

4. Cutting KF, White RJ, and Legerstee R. Evidence and practical wound care — an all—inclusive approach. Wound Medicine 2017; 16: 40.

5. Cutting KF, White RJ. Maceration of the skin and wound bed 1: its nature and causes. J Wound Care 2002; 7: 275.

6. Harding K. Evidence in wound care — What is it? J Wound Care 2000; 9:188

7. Kamoun EA, Kenawy ES, Chen X. A review on polymeric hydrogel membranes for wound dressing applications: PVA—based hydrogel dressings. J Adv Res 2017; 8: 217.

8. Liao JL, Zhong S, Wang SH, et al. Preparation and properties of novel carbon/poly(vinyl alcohol)/ epidermal growth factor composite biological dressing. Exp Ther Med 2017; 14: 2341.

9. Vanscheidt W, Münter K—C, Klövekorn W, et al. A prospective study on the use of a non—adhesive gelling foam dressing on exuding leg ulcers. J Wound Care 2007; 16:261.

일반적인 드레싱제의 역할 이외에 드레싱제 자체로서 조직 재생 기능을 가짐으로서 창상치유를 촉진시킬 수 있는 독특한 드레싱제를 생물학적 드레싱제라 한다. 특히 최근에는 분자생물학의 비약적 발전으로 생물학적 드레싱제에 대한 관심이 높아지고 있으며 다양한 종류의 새로운 생물학적 드레싱제들이 많이 개발되어 쓰이고 있다.

생물학적 드레싱제는 그 종류가 매우 다양하고 관련된 용어의 정의나 분류 등이 아직 명백하게 확립되어 있지는 않지만 2018년 2월 현재 창상 전문가들 사이에서 가장 일반적으로 통용되고 있다고 판단되는 내용으로 생물학적 드레싱제에 대한 정보를 제공하고자 한다.

생물학적 드레싱제란 창상을 인간의 피부와 유사한 특성을 가진 물질로 피복함으로써 조직 재생 기능을 극대화하기 위해서 제조된 생물에서 유래된 드레싱제를 말한다. 기준에 따라 여러 분류 방법이 나올 수 있는데 이 장에서는 성분에 따라 기질 함유 드레싱제, 세포함유 드레싱제, 그리고 합성 드레싱제로 구분하여 임상적으로 많이 사용되는 드레싱제를 중심으로 소개하고자 한다.

1. 기질 함유 드레싱제

우리 신체를 이루고 있는 기질 성분을 함유한 드레싱제로 조직에서 collagen이나 hyaluronic acid 등 기질을 이루는 성분들을 분리하여 제조하기도 하고, 진피나 양막(amnion)과 같은 조직 전체를 드레싱제로 만들기도 한다.

1) Collagen과 Hyaluronic Acid 드레싱제

(1) 특징

Collagen은 우리 몸에 가장 많이 존재하는 단백질로, 창상 치유 3단계에 모두 작용한다. Collagen은 세포 이동을 돕고, 지혈 효과와 통증 감소, 흉터 크기를 줄이는데 효과가 있으며, keratinocyte의 분화와 증식을 돕고, 새로운 섬유 조직을 형성하는데 도움으로써 창상 치유를 돕는다.

Hyaluronic acid는 glycosaminoglycan family에 속하는 polysaccharide로, 두 개의 sugar, glucuronic acid와 N-acetyl-glucosamine로 구성되어 있다. 피부나 관절 등 생체에 존재하는 수용성 고분자 물질이며, 잘 낮지 않는 만성창상에 있어서 hyaluronic 드레싱의 fibrous 구조가 fibroblast와 keratinocyte가 이동하여 육아조직이 자라는 scaffold의 역할을 함으로서 창상 치유를 촉진한다.

Collagen 및 hyaluronic acid는 다양한 종의 skin, small intestine, submucosa, amnion, placenta 혹은 fascia로부터 얻어서 가공되며, 이로 인해 xenogenic biologic 드레싱의 대표 주자로 널리 쓰이고 있다.

(2) 장점

Collagen 및 hyaluronic acid로 만들어진 제품들은 다공성 스폰지 구조로 이뤄져 있어 피부의 부분층 창상에서 창상을 보호하고 삼출물 흡수에 도움을 준다. 드레싱의 적용이 쉬우며, 창상 치유에 필요한 습윤 환경을 제공하고 fibroblast와 keratinocyte의 증식과 이동을 도와 창상 치유를 촉진시킨다.

(3) 단점 및 주의 사항

다양한 창상에 널리 쓰일 수 있으나, 비용적인 측면을 고려하여 쉽게 잘 낮지 않는 만성 혹은 여러 층에 걸친 깊은 창상에 있어서 사용을 고려하여야 한다. Collagen & hyaluronic acid 드레싱에 있어서 가장 주의해야 할 점은 infection의 가능성이다. 은 드레싱이나 povidone-iodine 드레싱과는 달리 anti-inflammatory 작용이 없기 때문에, inflammatory phase를 지난 상태의 창상에 적용해야 최대한의 효과를 볼 수 있다.

(4) 적응증

Diabetic ulcer, venous ulcer, pressure ulcer, traumatic and surgical wound 중 dead space 및 defect가 있는 모든 창상이 적응증이 될 수 있다.

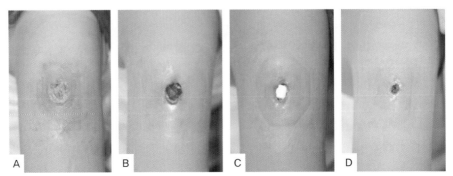

그림 13-1. A 12세 환자로, 성조숙증 치료를 위한 주사 후 발생한 농양 및 피부 괴사로 내원하였다.
B, C 괴사 조직 제거 후, Proheal로 치료하였고, D 2주 째 거의 호전된 모습을 볼 수 있다.

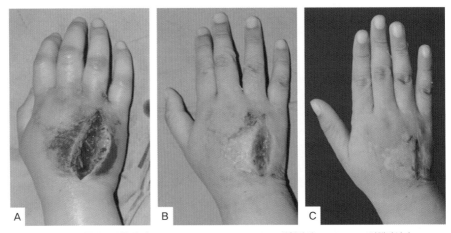

그림 13-2. A 4세 환자로 우측 손의 compartment syndrome으로 내원하여 fasciotomy 시행하였다.
B, C CollaHeal로 치료 후 3주 째 치유되었다.

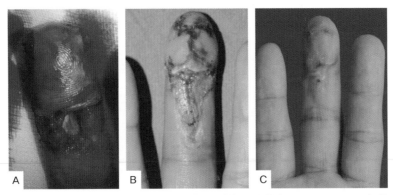

그림 13-3. A 기계에 손가락 수상하여 인대 노출로 내원한 55세 환자로, B CollaHeal로 치료를
하였고, C 2주 째 치유되었다.

(5) 적용 방법 및 제품의 예

대부분의 제품들에는 collagen과 hyaluronic acid가 혼합되어 있어서, 둘을 명확히 구분하기는 어렵다. 시판되는 제품으로는 CollaDerm (Bioland Co.), CollaHeal (Bioland Co.), Healoderm (Genewel), Proheal (MedSkin Solutions) 등이 있다.

사강이 있는 창상에서 세척 후에 사강을 메우는 방식으로 적용한 후, 그 위에 2차 드레싱으로 foam 등을 덮어 준다. 창상의 상태에 따라 다르지만 수 시간 혹은 수 일 내에 흡수되므로 약 3-7일에 한 번 정도 적용하면 된다. 적용 부위에 육아조직이 자라 들어오는 양상을 볼 수 있다.

2) Acellular Dermal Matrix

(1) 특징

Acellular dermal matrix (ADM) 혹은 dermal substitute라고도 불린다. 드레싱제라기 보다는 진피이식제이다. 인공진피(artificial dermis)와 동종진피 (allogenic dermis)로 나눌 수 있다.

인공진피는 기본적인 성분은 앞서 설명된 collagen이나 hyaluronic acid로 만들어진 드레싱제들과 차이가 없다. 다공성 스폰지 구조로 이뤄져 조직 재생 및 창상 치유에 도움이 된다.

그러나 collagen, hyaluronic acid 드레싱제들이 창상에 적용한 후 수 시간 내지 길어야 수 일 내에 흡수되는 것과는 달리 ADM들은 기본 성분은 동일한 collagen, hyaluronic acid이지만 기공 배열 등 구조에 차이가 나기 때문에 수 주간 흡수되지 않고 창상에 남아 오랜 기간 동안 육아조직 형성을 유도하는 등의 역할을 한다.

동종진피는 진피조직을 성분 별로 분리하지 않고 제품화한 것이다. 이들은 육아조직 형성을 위한 scaffold로 작용할 뿐만 아니라 fibroblast 부착을 위한 receptor 함유, 혈관 신생 자극, 혈관내피세포의 화학 유인물질로 작용, growth factor의 함유 및 보호 등의 기전으로 창상 치유에 도움이 되는 것으로 알려져 있다.

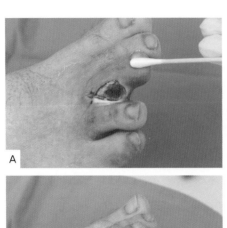

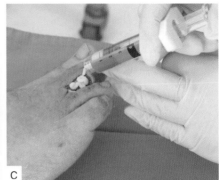

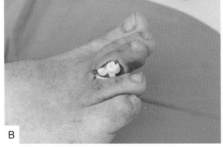

그림 13-4. A 28세 당뇨발 환자로, B, C 변연절제술 후 결손 부위에 CG Paste를 도포하였다.

일반적으로는 얇은 판의 형태로 많이 사용되어 왔으나, 최근에는 조작이 편하고 다양한 형태의 창상에 쓸 수 있는 이점 때문에 입자화된 형태로도 사용이 늘고 있는 추세이다. 입자화 ADM은 만성 욕창 및 동로에 적용하여 창상의 면적과 깊이에서 호전을 보인 것이 임상 증례로 보고된 바 있다.

(2) 장점

1회 치료로 extracellular matrix를 제공하고 fibroblast의 이동을 유발해 자가 조직으로 생착하게 된다. 진피이식을 통해 추가적인 수술 없이 창상 치유가 가능하고 그 기간을 단축시켜주므로 적절한 창상에 사용을 고려할 수 있다.

(3) 단점 및 주의 사항

비싼 비용이 가장 큰 제한 점이 될 수 있다. 일반적으로 생물학적 드레싱제들의 공통된 단점이 비싼 가격인데, ADM의 경우는 이식제로 쓰이기 때문에 특히 고가이다. 동종진피의 경우는 collagen 드레싱제에 비해 유착되는 성질이 적어 창상 접촉면과 분리될 수 있다.

(4) 적응증

외상 및 만성 궤양 등의 창상이 적절히 치유되지 않는 모든 개방성 창상 부위
에 사용할 수 있다.

(5) 적용 방법 및 제품의 예

인공진피로는 bovine collagen, chondroitin-6-sulphate and a silastic
membrane으로 구성된 dermal regeneration template인 Integra (Integra
LifeSciences Corp.), bovine dermal matrix를 base로 합성한 Matriderm
(Medskin Solutions) 등 다양한 제품이 있다.

동종진피로는 Cymetra (Lifecell Co.), GRAFTJACKET Xpress (Wright
Medical Technology), CG Paste (CG Bio) 등이 있다. 이들은 인체 조직 피
부로부터 가공된 ADM을 동결건조 후 분쇄해 입자화 한 무세포 ADM에 생
체 적합성이 높은 수용성 천연고분자인 돼지 피부 유래 gelatin 제제를 배합하
여 주사기 형태로 가공한 것이다.

피부 및 피하조직 결손 부위를 세척 후에 이를 메우는 방식으로 적용 후, 그
위에 2차 드레싱으로 foam 등을 덮어 주고, 2차 드레싱 교환은 3-4일에 한
번 정도 하면 된다. 크기가 큰 창상에 사용 시, 2차 드레싱으로 음압 창상 치
료를 사용할 수 있다.

3) 양막 드레싱제

(1) 특징

생물학적 드레싱제로 인체 양막을 적용한 것은 1910년 Davis가 하지 궤양의
치료에 사용한 것이 시초이다. 인체 양막을 화상 부위에 적용했을 때, 창상의
삼출물을 감소시키고, 수액보충이 덜 필요했으며 창상의 부종 또한 줄여 주었
다는 연구 결과도 있었다. 그 이후 다양한 창상 치료에 적용되어 왔고, 여러
연구를 통해서 그 효능이 입증되었다.

그러나 인체 양막은 공여자 확보의 어려움, 보관의 불편함, 수직 감염의 위
험, 법적·윤리적인 문제 등의 단점들이 있다. 이러한 인체 양막의 단점을 보
완하고자 소나 돼지의 양막을 이용한 제품들이 개발되었다.

이전 연구들에 의하면 양막은 다수의 growth factor (EGF, TGF- α, PGE2, insulin like growth factors, VEGF, endothelin-1, TIMP-1, 2)를 함유하고 있어 상피화를 촉진시키며, alantoin, purine의 대사 산물, 면역 글로불린, lysozyme의 anti-bacterial 물질을 가지고 있어 균집락 수를 의미 있게 감소시킨다고 한다.

(2) 장점

양막 드레싱은 collagen 섬유층과 EGF, FGF와 같은 창상 치유 성분들로 구성되어 있어 인체에 해가 없고, 면역 반응이 일어나지 않으며 통증과 염증 반응을 감소시킨다. 또한 semi-occlusive 드레싱으로 세균의 침입을 방지하고, 미생물의 증식을 억제하며 치유 기간을 감소시킬 수 있는 등 많은 장점이 있다.

적은 드레싱 교환 횟수로 환자의 불편 및 통증을 최소화 할 수 있고, 삼출물을 만나면 투명해지기 때문에 창상 치유 과정의 관찰이 용이하고 부드럽고 탄력이 있으며 굴곡이 있는 창상 부위에도 사용이 가능하다.

그리고 WHO 가이드 라인에 따르면 양막은 프리온 단백질의 감염력이 없는 조직으로 분류되어 있고 양막 드레싱제들은 특수 처리에 의한 면역 반응 유발 성분을 제거하여 안전성을 검증 받았으므로 부작용 없이 안전하게 사용할 수 있다.

(3) 단점 및 주의 사항

다른 생물학적 드레싱들과 마찬가지로, 적용하기 전에 창상면은 적절하게 준비되어야 한다. 괴사 조직은 미리 제거되어야 한다. 그리고 소의 양막을 멸균, 건조, 화학적 처치, 방사선 조사 등을 통해 만들었기 때문에 bovine allergy가 있는 환자에서는 주의하여 사용하도록 한다.

(4) 적응증

당뇨발, 심재성 2도 이상의 화상, 정맥성궤양, 외상성 창상 중 피부 이식이 필요한 모든 창상이 적응증이 될 수 있다.

(5) 적용 방법 및 제품의 예

사용 가능한 제품으로는 bovine amniotic membrane을 멸균하고 동결 건조시켜 쉽게 이용할 수 있도록 창상 피복제로서 상품화한 AmniSite-BA (Bioland Co.)가 있다.

적용 방법은 우선, 적용할 환부를 소독하고 생리식염수로 세척한 다음, 삼출물과 물기를 완전히 닦아내고 청결히 한 다음 괴사 조직 또는 감염 부위가 있는 경우 그 부위를 제거 또는 절제한다.

이렇게 환부가 준비가 되면 환부의 크기보다 1cm 정도 크게 양막 드레싱제를 절제하여 환부에 조심스럽게 부착시킨다. 제품 표면이 평평하게 환부에 부착되어 밀착된 후, 거즈 등을 멸균된 생리식염수에 적신 후 환부 위에 부착된 제품을 가볍게 적신다. 양막 드레싱제 위는 foam 드레싱제 등으로 2차 드레싱을 덮어 준다.

드레싱의 교환시기는 삼출물의 양과 형태에 따라서 결정하는데, 환부가 치유됨에 따라 제품이 자연적으로 탈락되므로 별도로 환부 치유 과정 중이나 후에 제품을 벗겨 내거나 제거할 필요가 없고, 다만 환부가 치유되기 전에 탈락되거나, 일부 훼손된 경우에는 새 제품으로 교환한다.

2. 세포 함유 드레싱제

(1) 특징

일반적으로 창상 치유 과정은 염증기, 증식기, 성숙기로 구분된다. 염증기에는 조직이 손상을 입어 혈관이 파괴되면 출혈 부위의 혈소판과 염증 세포에서 많은 종류의 growth factor (PDGF, TGF-β, EGF, FGF 등)와 cytokine (IL-1, IL-6, IL-8, TNF 등) 등이 방출되고, 증식기에는 이러한 growth factor 및 cytokine 등이 endothelial cell, fibroblast, keratinocyte 등을 증식하며, 성숙기에는 증식한 세포 스스로가 증식 인자를 방출하여 육아조직을 형성하고 이어서 교원 섬유, 탄성 섬유로 치환되어 조직의 재구축기를 거쳐 치료를 완료하게 된다.

이상의 치유 과정에서 효율적인 치유가 이루어지기 위해서는 keratinocyte의 이동이 잘 이루어질 수 있는 습윤 환경과 비감염, 이물질 및 괴사 조직이 없고, 고농도의 growth factor 등의 조건이 필요하다.

이러한 조건들을 만족시키기 위해 세포를 함유한 드레싱 제제들이 개발되었고, 대표적으로 배양된 자가 혹은 동종 fibroblast 나 keratinocyte sheet 가 쓰이고 있다. 동종 세포 함유 드레싱제의 경우는 함유된 세포들이 직접 창상면에 생착하는 것은 아니고, 이들이 분비하는 growth factor (TGF-α, PDGF, bFGF, VEGF, TGF-β)와 cytokine (IL-1, IL-6, IL-8, IL-10), extracellular matrix (fibronectin과 laminin), basement membrane components가 host keratinocyte의 이동과 증식을 돕는다.

(2) 장점

세포 함유 드레싱은 주로 생체 적합성 고분자 지지체를 이용하게 되는데 이들은 창상 부위의 습윤 환경을 유지시켜 줄 뿐만 아니라, 고분자 지지체에 부착된 keratinocyte 또는 fibroblast, stem cell 등으로부터 다양한 종류의 growth factor와 cytokine을 방출함으로써 조직의 재생을 통한 창상의 치유를 촉진시키는 우수한 효과를 갖는다.

(3) 단점 및 주의 사항

의약품으로 분류되어 있어 관리에 더욱 신중을 요한다. 온도 조건 등 저장이나 보관이 까다롭다. 역시 비싼 가격이 단점이며, 자가 세포 함유 드레싱제의 경우는 수백만 원에 달한다.

세포 함유 드레싱을 적용하기 전에 창상면은 적절하게 준비되어 있어야 하는데 괴사 조직 등은 미리 제거해야 하며, 염증이 없는 깨끗한 육아조직 상태를 유지해야 창상 가장자리로부터 재상피화가 일어날 수 있다.

창상에서 삼출물이 늘고 있거나, 넓어지거나, 염증을 의미하는 냄새가 나거나, 창상 주변이 짓무르거나, 발적이 있어서는 안된다. 그리고 세포함유 드레싱과 함께, 변연절제술, 감염 조절, 압력 감소, 재관류 등 다른 표준 치료들이 함께 진행되어야 한다.

(4) 적응증

당뇨발, 심재성 2도 이상의 화상, 정맥성궤양, 외상성 창상 중 피부 이식이 필요한 모든 창상이 적응증이 될 수 있다.

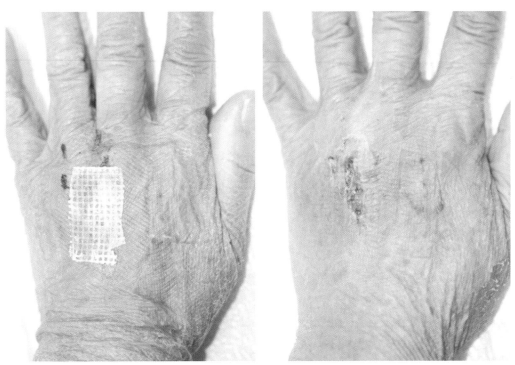

그림 13-5. A 68세 당뇨 환자로, 피부 결손 부위에 Kaloderm를 적용하였다. B 2주 뒤 상피화가 모두 진행되었다.

(5) 적용 방법 및 제품의 예

세포함유 드레싱제로는 cultured allogeneic keratinocyte sheet인 Kaloderm (Tego Science), cultured autologous keratinocyte sheet인 Holoderm (Tego Science), bovine collagen에 allogenic keratinocyte와 neonatal fibroblast가 함유된 Apligraf (Organogenesis, Inc.), cryopreserved human fibroblast가 함유된 Dermagraft (Smith and Nephew) 등이 있다.

적용 방법은 제품마다 차이가 있다. 우리나라에서 흔히 사용되는 Kaloderm 을 예로 든다면 우선 창상 부위를 소독제로 소독한 후, -70도에서 보관한 Kaloderm을 5-10분 가량 실온에 두었다가 창상 위에 1차 드레싱으로 직접 적용 후, 바셀린 거즈나 foam 드레싱제 등의 2차 드레싱제로 덮어 준다. 드레 싱제는 5-7일에 한 번 정도 교환하면 되는데, 창상의 상태 및 삼출물 양상에 따라 조절할 수 있다.

3. 합성 드레싱제(Biosynthetic Dressing Material)

(1) 특징

합성 드레싱제는 자기, 동종, 혹은 이종 조직은 아닌 옥수수 전분이나 사탕수수 등 자연 생물에서 추출한 물질들을 가공하여 polymer로 구성한 것들을 통칭한다. 이러한 합성 제품들은 구조가 안정적이고, biodegradable하며, 조직 재생에 적합한 환경을 제공하도록 만들어졌다. 이들은 창상 치유가 진행되면서 혈관, fibroblast, keratinocyte 등이 자라 들어오는, 적어도 3주간 3차원적인 입체 구조를 유지하도록 제작되었으며, 무엇보다도 foreign body reaction, 면역 거부 반응이 일어나지 않도록 처리되었다.

(2) 장점

앞서 소개된 기질이나 세포 함유 제품들에 비해 가장 큰 장점은 제품의 구조, 구성 등을 더욱 정밀하게 조절할 수 있고, growth factor 등의 물질을 자유로이 첨가할 수 있다는 점이다. 또한 제품을 통한 disease transmission의 위험성이 없다. 드레싱을 매일 할 필요가 없어서 환자가 느끼는 통증의 정도가 적다는 연구 결과도 있다.

(3) 단점 및 주의 사항

기질이나 세포 함유 드레싱제와 비교하여 조직 재생 유도 기능이 어떨지는 아직 확실하지 않다. 역시 가격이 비싸다.

(4) 적응증

광범위한 화상 등으로 인해 넓은 부위에 피부 이식이 필요하여 공여 부위에 제한이 있거나, 건, 인대, 혈관, 뼈 등 중요 부위가 노출되어 단순한 피부 이식으로는 해결이 어려운 깊은 창상에 있어서 사용을 고려해 볼 수 있다.

(5) 적용 방법 및 제품의 예

대표적인 제품으로는 polylactic acid를 주성분으로 하는 Suprathel (PolyMedics Innovations GmbH)을 들 수 있다.

적용 방법은 다른 생물학적 드레싱제와 유사하며, 바셀린 거즈 등 2차 드레싱제로 덮어 줘야 한다. 창상에 적용 후 약 4주 후에 사라지게 된다.

References

1. Brett D. A Review of Collagen and Collagen-based Wound dressings. Wounds 2008; 20: 347.

2. Finnerty CC, Jeschke MG, Branski LK, et al. Herndon DN. Hypertrophic scarring: the greatest unmet challenge after burn injury. Lancet 2016; 388: 1427.

3. Fischer S, Kremer T, Horter J et al. Suprathel(®) for severe burns in the elderly: Case report and review of the literature. Burns 2016; 42: e86.

4. Fleck CA, Simman R. Modern collagen wound dressings: function and purpose. J Am Col Certif Wound Spec 2011; 2: 50.

5. Hong JP, Park SW. The combined effect of recombinant human epidermal growth factor and erythropoietin on full-thickness wound healing in diabetic rat model. Int Wound J 2014; 11: 373.

6. Keck M, Selig HF, Lumenta DB, et al. The use of Suprathel(®) in deep dermal burns: first results of a prospective study. Burns 2012; 38: 388.

7. Lee M, Han SH, Choi WJ, et al. Hyaluronic acid dressing (Healoderm) in the treatment of diabetic foot ulcer: A prospective, randomized, placebo-controlled, single-center study. Wound Repair Regen 2016; 24: 581.

8. McCarty SM, Cochrane CA, Clegg PD et al. The role of endogenous and exogenous enzymes in chronic wounds: a focus on the implications of aberrant levels of both host and bacterial proteases in wound healing. Wound Repair Regen 2012; 20: 125.

9. Neuman MG, Nanau RM, Oruña-Sanchez L, et al. Hyaluronic acid and wound healing. J Pharm Pharm Sci 2015; 18: 53.

10. Niiyama H1, Kuroyanagi Y. Development of novel wound dressing composed of hyaluronic acid and collagen sponge containing epidermal growth factor and vitamin C derivative. J Artif Organs 2014; 17: 81.

11. Price RD, Berry MG, Navsaria HA. Hyaluronic acid: the scientific and clinical evidence. J Plast Reconstr Aesthet Surg 2007; 60: 1110.

12. Yang S, Geng Z, Ma K, et al. Efficacy of Topical Recombinant Human Epidermal Growth Factor for Treatment of Diabetic Foot Ulcer: A Systematic Review and Meta-Analysis. Int J Low Extrem Wounds 2016; 15: 120.

13. You HJ, Han SK, Lee JW, et al. Treatment of diabetic foot ulcers using cultured allogeneic keratinocytes-A pilot study. Wound Repair Regen 2012; 20:491.

Impregnated Dressing

이영구, 견아현

Impregnated의 사전적 의미는, 'to cause something, usually a solid substance, to absorb something, usually a liquid'로 정의되어 있다. 즉 우리말로 풀이하게 되면 '스며들게 하는'이란 뜻이다.

이러한 impregnation 기법은 다양한 공학적 기법으로 사용된다. impregnation 기법은 단순 코팅과 같은 기존의 다른 방법과 구분해야 한다. 코팅은 어떠한 시료나 제품을 어떠한 물체의 바깥 표면에 적용하는 형식인데 반해, impregnation 기법은 어떠한 시료나 제품을 어떠한 물체에 바깥 표면 뿐만 아니라, 그 물체의 중앙을 포함한 안쪽까지 적용하는 형식이기 때문에, 두 가지 방법에는 차이가 있다.

원리적 관점에서 보면, impregnation 기법은 우선 어떠한 물체에 미세 피공(microporosity)되었거나, 비어 있는 곳에 충진 되어지는 형태가 된다. 이러한 미세 피공은 단순한 빈 공간 일수도 있고, 충진이 되면서, 그 크기가 커질 수 있는 경우도 있게 된다. 이러한 impregnation 기법은 5가지의 과정을 거치게 되는데, 우선 진공(vacuum)과정을 통해 공기를 밖으로 배출시킨 후, 담금(immersing), 압력(pressure), 헹굼(rinsing)과정을 거쳐 마지막으로 경화(curing) 과정을 거치면서 그 공정을 마치게 된다.

Impregnated dressing은 앞에서 언급한 impregnation 기법을 드레싱에 적용한 물체를 의미하는 데, 대표적으로 거즈나 non-woven sponges, ropes나 strip 등이 solution 및 emulsion, oil 또는 그 밖에 다른 혼합물들에 포화된 상태로 만들어지게 되는 것이 대표적이다. 대부분 saline이나 oil, zinc salts 및 petrolatum, xeroform, scarlet red 등과 포화시키게 된다.

이러한 impregnated dressing에 사용되는 혼합물은 주로 2차 창상 드레싱 제제와 같이 시용하게 되는데, 가장 많이 사용하게 되는 impregnated materials은 주로, 꿀, iodine, 은 등을 꼽을 수 있다. 이러한 제품들은 과거에 많이 사용되었으나, 항생제의 발달로 인해 사용이 격감하고 그 관심이 줄어들다가 최근에 급격히 관심이 높아졌다. 2017년 Bourdillon 등에 의하면, Aquacel-Ag-Extra, Aquacel-Ag, Iodoflex, Acticoat 및 Promogran Prisma Matrix를 비교한 연구에서 모든 제품이 세균과 bacterial protease를 감소시켰으며, 피부의 섬유아세포를 증식하여, 창상 환경의 균형을 맞추고, 감염률을 낮춘 것으로 발표되었다.

Cooper 등의 연구에 따르면, Medihoney가 Pseudomonas aeruginosa biofilm 형성을 방해할 수 있다고 보고하였다. 이 밖에도 다양한 논문에서 이러한 꿀, 은 및 iodine에서 세균들의 내성이나, biofilm 등을 제거할 수 있는 능력에 대해 보고하였고, 그 밖에 항생제보다, 다른 많은 장점들을 가지고 있기 때문에 이에 대한 관심이 점차 높아지고 있다.

1. Honey Impregnated Dressing

꿀은 수천 년 전부터 자상, 찰과상 및 그 밖에 손상 등에 다양한 용도로 사용되었다. 다양한 역사의 기록이 있지만 그 중 몇가지를 소개하면, 1차 세계 대전에서 러시아와 독일군이 꿀을 창상 치료에 사용하였다는 보고가 있으며, 그 후 근대 의학의 한 방법으로 편입되었다.

1) 특징

꿀의 항균적 특징은 몇 가지 기선에 의해 이루어지는데, 그 중에서 가장 중요한 기전은 hydrogen peroxide의 분비 기전이다. 그 밖에 꿀의 산성도(pH 3.2-4.5)와 과당도에 의한 삼투압에 의한 기전과 몇 가지 꿀에서 보이는 non-peroxide 요소에 의해서이다.

이러한 기전을 통해 괴사된 조직이 자연 변연절제 되게 된다. 보통 피부의 산성도는 pH 5-7정도로 유지되며, 균이 서식하기에 이상적인 산성도는 pH 6.2-7.8 정도가 된다. 하지만 꿀의 과당 용액의 물의 산성도는 pH 0.6 정도를 유지하며, 세균은 pH 0.94 이상으로 유지되기 때문에 꿀의 산성도는 세균이 살기 힘든 조건을 만들게 된다.

이에 반해 이 조건은 섬유아세포가 활동하기 가장 이상적인 조건이기 때문에 항균 작용과, 창상 치료의 이상적인 조건을 만족하게 된다. 또한 꿀의 과당도에 의한 삼투압은 세균의 세포에서 물을 외부로 빼는 역할을 하기 때문에 세균에 탈수 작용이 일어나 세균이 살기 힘든 환경을 만든다.

하지만 꿀마다 각각 독특한 특징이 있기 때문에 모두 동등한 효과를 볼 수 있는 것은 아니며, 이에 대한 특징을 확인하는 것도 꿀을 이해하는데 큰 도움이 된다. 따라서 이러한 다양한 꿀을 이해하기 위해서 꿀의 특징 중 대표적인 항균 작용의 기전인 hydrogen peroxide 기전과 non-peroxide 기전에 대해 설명하고자 한다.

Hydrogen peroxide는 꿀의 대표적인 항균 작용 기전이다. 보통 꿀에 있는 glucose oxidase는 물과 과당을 hydrogen peroxide로 만드는데, 이러한 hydrogen peroxide는 이상적인 창상의 치료에 적합한 상태를 만들게 되는데, 보통의 H_2O_2와는 다르게 세포적 합성(cytocompatible)을 띄기 때문에 정상 세포에 유해하지 않은 이상적인 상태를 유지하게 된다.

보통 항균 작용을 하는 이상적인 농도는 3-30% (0.8-8 mol/L)로 보며, 꿀에 있는 또 다른 물질인 polyphenol에 의해 항균 작용이 상승적 효과를 가지는데, 이러한 기전을 통해 phenolic auto-oxidation이 만들어지고, radical species가 나와서, 세균의 DNA를 파괴한다.

2) 장점

Non-peroxide 항균 작용을 가지는 대표적인 꿀로 Manuka honey를 들 수 있는데, Manuka honey는 특징적으로 Methylglyoxal (MGO)라는 활성 성분을 가지고 있고, 이것이 non-peroxide 항균 작용을 일으키게 된다. 하지만 MGO만으로는 충분한 항균 작용을 할 수 없기 때문에 식물에서 나오는 구성 성분 중 phenolic component 등과 함께 상승 작용을 하므로써 non-peroxide 항균 작용을 극대화하게 된다. 이러한 non-peroxide 항균 작용은 biofilm에도 상당한 효과를 보이는 것으로 알려져 있다.

또한 꿀에서 발견되는 산성(acid)은 산화작용을 촉진하게 하고, 이는 곧, 박테리아가 생활하기 힘든 환경을 만들게 된다. 또한 꿀은 성장 인자의 분비를 자극하여, 창

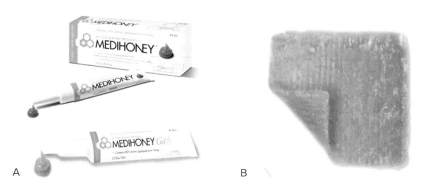

그림 14-1. Medihoney. A Honey paste gel, B Calcium alginate.

상 내에 성장 인자의 양을 증가시킨다.

이러한 꿀 중 현재 우리나라에는 Juthis Corporation에서 Medihoney를 출시할 예정이나, 아직까지는 확정된 것이 아니며, 향후 출시 후에는 항균 작용을 가지는 좋은 제품군 중에 하나일 것으로 보인다(그림 14-1).

3) 단점 및 주의 사항

3도 이상의 화상에는 사용하지 않으며, 깊고 좁은 공동에 사용 시 제거가 어려울 수 있으므로 주의가 필요하다. 또한 삼투압 작용으로 삼출물이 많아 2차 드레싱으로 foam 드레싱으로 사용하는 것이 좋다. 거즈 사용 시 짓무름이 발생할 위험이 있다. 천연 제품이므로 10-25℃의 온도에서 보관할 것을 권장한다.

4) 적응증

당뇨병성 족부 궤양, 욕창 및 외과적 절개 창상, 1-2도 화상 부위 등에 효과적이다.

5) 적용 방법 및 제품의 예(그림 14-1)

(1) Honey Paste Gel

창상 부위를 깨끗이 소독 후 제품을 면봉을 이용하여 제품을 3mm 정도로 바르고 2차 드레싱을 시행한다. 삼출물이 많은 창상이라면 2차 드레싱 제품을 foam으로 할 것을 추천한다. 드레싱 교체 주기는 정확히 정해진 것은 아니고, 삼출물 양에 따라 다르지만 평균적으로 적용 후 2–3일 후에 교체한다.

(2) Calcium Alginate

Calcium alginate 드레싱 제품은 창상의 삼출물이 calcium alginate에 닿으면 삼출물 내 나트륨은 alginate calcium과 교환하여 alginate염이 되어 삼출물의 점도를 증가 시켜 겔을 형성한다.

이는 자체 중량의 20배에 달하는 뛰어난 흡수력을 가진 제품으로 삼출물이 매우 많은 창상에 사용할 것을 추천한다. 창상 부위를 깨끗이 소독한 후 제품을 창상에 맞게 잘라 적용한다. 그 후 거즈나 foam으로 2차 드레싱을 시행한다. 드레싱이 gel 형상으로 되거나 끌이 없어졌을 경우 교체한다.

2. Iodine Impregnated Dressings

Iodine이 창상 치료에 사용되었다고 알려져 있는 것은 기원전 4세기경 Greek age에서 부터이다. 그 당시에 아리스토텔레스는 iodine이 많이 들어 있는 해초나 식물을 화상 치료에 사용되었다고 보고되어 있다. 그 후 나폴레옹의 이집트 원정 때 손상 받은 군인들에게 사용되었다는 보고도 있으며, 1839년 미국 시민전쟁 때 Davis가 사용하였다는 보고가 있다.

1) 특징

Iodine은 검은 비 금속성 결정체로 그 자체로는 피부에 독성, 변색과, 통증, 자극 및 염증을 일으킬 수 있기 때문에 이에 대한 매개체가 필요하게 되었고, 그 결과 iodophore가 만들어지게 되었다.

Iodophore는 free iodine에 대한 매개체 및 보유체의 역할을 하게 되고, 대표적으로 많이 사용되고 있는 것은 povidone-iodine과 cadexomer-iodine을 들 수 있다. Povidone-iodine은 1960년도에 처음 알려졌으며, cadexomer-iodine은 1980년도에 처음 알려졌다.

Povidone-iodine은 polyvinylpyrrolidone iodine complex (PVP-I)라고도 하며,

iodine과 polyvinylpyrrolidone surfactant/iodine과의 복합체이다. 그 중 항균 작용을 하는 것은 1ppm 가량의 자유 iodine (free iodine)이며, 비교적 낮은 농도임에도 iodine의 작용은 빠르게 이루어지나, 그 기전은 아직까지도 정확히 알려지지는 않았다.

일반적으로는 iodine이 세균 속으로 침투하여 중요한 단백질과, 핵소체(nucleotide), fatty/amino acid 및 호흡기 체인에 있는 세포질 효소를 공격하여, 변성과 불활성화를 시킴으로써 결과적으로 항균 작용을 일으키는 것으로 알려져 있다.

이러한 항균 작용은 다양한 종류의 질병 균에 작용하는데, 바이러스, 세균, 곰팡이 균, 포자, 원생 동물, 아메바 등에 작용하며, *Methicillin-Resistant Staphylococcus Aureus* (MRSA)를 비롯한 다양한 내성균에도 작용한다고 알려져 있다. Iodine에 대한 내성균의 발생은 지금까지는 알려진 바가 없는데 그 이유로 iodine의 경우 다양한 기전으로 항균 작용을 하기 때문에 내성이 발생하기 힘든 것으로 보이며, 또한 이러한 기전에 의해 biofilm에 대해서도 효과가 있는 것으로 알려져 있다.

독성의 경우 다른 종류의 항균 작용이 있는 제품들과 마찬가지로, 세포 독성을 가지는 것을 특징으로 하고 있지만, 여러 연구를 통해 이러한 세포 독성이 다른 제품들에 비해 상당히 낮다는 연구 결과가 보고되었다.

2) 장점

Povidone iodine의 다양한 임상적 사용에 적용되어 왔는데, 우선 수술 감염의 예방으로 사용되었는데, WHO 가이드라인에 의하면, povidone iodine으로 우선 소독하고 그 위에 alcoholic chlorhexidine 용액을 사용하는 방법을 권하고 있다. 급성창상에도 적합한 것으로 알려져 있는데 특히, 감염이나 오염이 있는 곳에 효과가 있는 것으로 보고되고 있다.

수술 부위에 직접 사용하는 부분에 대해서도 연구가 진행되었는데, 수술 부위에 직접 사용 시 걱정할 정도로 창상의 지연 치유는 보고되어 있지 않으며, 세균의 수는 감소하는 것으로 알려져 있다.

또한 화상에서도 많이 사용되는데, 5% povidone iodine 크림이 화상 연고로 많이 쓰이는 silver sulfadiazine 크림보다 임상적인 부분에서 더 효과가 있다는 보고도 있다. 우리나라에서는 Betafoam (Genewell, Seoul, Korea)으로 한국 Mundipharma

표 14-1. Iodine 기반 드레싱 제품

Povidone-iodine(Inadine™) -Johnson & Johnson	Cadexomer-iodine(Iodosorb™) -Smith & Nephew
구성	
- Polyvinylpyrrolidone (PVP_I)은 iodine의 용해도를 증가시켜, 지속적인 방출을 제공 - 화학적으로 결합된 제품 - Inadine은 iodine의 1%에 상응하는 10%의 PVP_I을 함유한 폴리에틸렌글리콜(PEG)을 기반으로 편직된 비스코스 직물의 구성	- Cadexomer-iodine은 패드, 페이스트 및 파우더 제형으로 50%w/w (iodine 0.9%와 동등) 사용 가능 - 구 모양으로 형성된 3D 혼합물 - iodine는 입자가 천천히 방출되어 창상의 삼출물 흡수(작용을 극대화하기 위해 창상 부위 위에 적용)
작용	
- 항균	- 항균 - 흡수성이 높은 흡착제(1g/6mL) - 가피 분리 촉진

에서 시판되는 제품이 있는데, 이러한 foam의 형태는 습윤 환경을 조성하고 항균 작용을 만들게 된다. Betafoam의 농도는 보통 3%로, 회사에서 나오는 연구에 따르면, 치료 효과가 최대한이며, 독성이 최소인 농도라고 알려져 있다.

Jung 등에 의하면, Betafoam을 Allevyn Ag, Mepilex Ag, 그리고 PolyMem Ag와 함께 비교하였을 때, 항균 작용은 각 제품 간의 차이는 없었으나, Betafoam이 다른 silver 제제보다, 섬유아세포의 손상이 적음을 보고하였다. 하지만, 약간의 세포 독성이 있음을 주의해야 한다고 하였다.

국내에 나와 있는 다른 iodine 제품 중에 Smith & Nephew에서 만들어진 제품으로 cadexomer란 매개체에 0.9% iodine이 혼합되어 있는 형태로 되어 있다. 이 제품은 cadexomer에서 0.9%의 iodine이 72시간 동안 천천히 방출되어 있고, 특히 cadexomer는 slough tissue가 형성된 창상을 cadexomer 기질로 제거하며, debris 및 삼출물을 흡수하여, wound bed를 깨끗이 하게 하는 특징을 가지고 있다(표 14-1).

3) 단점 및 주의 사항

Iodine 과민증 환자 및 갑상선 기능 이상 환자(특히 결절성 갑상선종, 지방병성

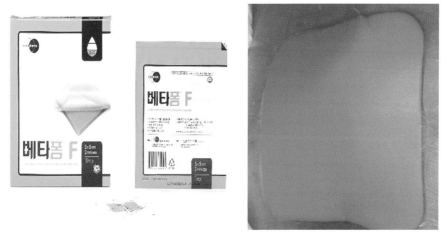

그림14-2. Mundipharma Betafoam

갑상선종, 하시모토 갑상선염 등), 신부전 환자, 신생아 및 6개월 미만의 영아, 포진 상 피부염 환자, 방사성 iodine 치료 전 후 환자에게는 사용을 금한다.

4) 적응증

본 제품은 압박궤양, 정맥성궤양, 당뇨성궤양, 화상, 공여 부위, 균상/악성 감염 창상, 외과적 창상과 같은 만성, 급성의 전층, 부분층 손실이나, 얕고 거친 표면의 삼출물이 있는 창상의 2차 관리에 사용된다. 현재 시판 중인 iodine impregnated dressing 제품들은 2도 이상의 심한 화상, 만성 궤양 등 장기적 치료를 요하는 창상에는 급여로 주당 3개씩 4주 동안 인정된다.

5) 적용 방법 및 제품의 예(그림 14-2)

창상 부위를 생리식염수로 깨끗이 세정 후, 창상 부위 보다 약간 크게 제품을 재단하거나 제품을 선택한다. 제품의 이형 필름을 제거한 후 창상 부위를 완전히 덮을 수 있도록 주의하면서 제품의 foam 면을 창상에 적용 후 film 투명 드레싱으로 고정하였다. 부착 시 피부에 자극을 주지 않도록 주의해야 하며 창상의 삼출액에 따라 자주 교환해 주며, 삼출액의 누출이 없거나 임상적인 감염 징후가 없을 시 3-4일 사용후 교체한다.

3. Silver Impregnated Dressings

1) 특징

Silver는 사언상태에서 $Ag^{10/}$과 Ag^{109}번 상태로 존재하게 된다. 또한 3종류의 산화 상태로 주로 존재하게 되는데, Ag^+, Ag^{2+}, Ag^{3+} 등이 있으며 그 중, Ag^+만 물에 녹게 된다.

이러한 silver를 포함하는 제품은 크게 4가지로 구성되는데, 우선 위에서 언급한 바와 같은 ionic silver로 주로 Ag^+로 이루어진다. 다음으로 nanocrystalline particle로 구성된 elemental (metallic) silver로 이것은 전하를 띄지 않는 Ag^0으로 이루어져 있다. 다음으로 silver nitrate 또는 silver sulfadiazine 등으로 이루어진 inorganic compound이며, 마지막으로 colloidal silver 또는 silver protein 등으로 이루어진 organic complex가 존재하게 된다. 이렇게 silver는 다양한 형태로 사용하게 되는데, 그러한 가장 중요한 이유는 광범위의 항균 작용을 하기 때문이다. Silver도 다른 항균 작용을 가지는 것들과 마찬가지로 세포 독성을 가지고, 또한 특징적으로 도포한 표면에 silver 색깔로 피부를 변색시키는 부작용을 가지기도 한다.

하지만 다양한 연구에서 낮은 농도의 silver ion은 세포 독성 및 피부 변색을 볼 수 없었다고 하였으며, 또한 이에 대한 장기적 추시 논문이 없기 때문에 아직까지 단정적으로 세포 독성 및 피부 변색을 말하기는 한계가 있을 것으로 보인다.

여러 가지 형태의 silver를 이용한 제품이 만들어지고 있는 중요한 이유로는 형태에 따라 그 기능이나, 효능이 다르기 때문이다. 특히 ionic silver와 nanocrystalline silver로 불리우는 silver nanoparticles (AgNPs)를 구분해야 하는데, 우선 ionic silver는 말 그대로 이온화가 되어 있기 때문에 이온 상태를 전달할 수 있는 매개체가 있어야 그 기능을 하게 된다.

따라서 exudate나 생리식염수 등이 같이 존재해야 그 기능을 보일 수 있으며, 무엇보다 ion 상태의 silver가 중화되면, 그 기능이 상실되기 때문에 비교적 짧은 기간에만 효능을 가질 수 있는 특징이 있어, 비교적 세포 독성이 적다. 하지만 AgNPs의 경우는 silver가 지속적으로 nano 단위의 중성의 알갱이로 구성되기 때문에 같은 부피에 더 많은 입자가 존재할 수 있고, 외부와 접촉하게 되는 표면적이 넓어, 그 효과가 더 좋은 것으로 알려졌다.

또한 중성의 알갱이로 구성되어 있기 때문에 이론적으론 그 효능의 기간이 영구적으로 될 것으로 보인다. 따라서 어떤 방법을 그리고 어떤 silver의 형태를 이용할지는 어떤 목적으로 사용할 지를 결정한 후 제품화하는 것이 좋을 것으로 보인다.

우리나라에서 가장 흔하게 사용되는 Ag를 이용한 제품으로는 Smith & Nephew의 Acticoat와 Convatec의 Aquacel-Ag, Mundipharma의 Medifoam silver, Ferris사의 Polymem silver 및 마지막으로 현재 화상 연고로 가장 많이 사용되고 있는 일동제약의 Ilvadon이 있다. 그 중 Acticoat는 그 구성 성분이 nanocrystalline silver이며, 3개의 층을 이루고 있다. 우선 양쪽 면에는 nanocrystalline silver로 쌓여 있고, 그 가운데에는 습윤 작용을 도와주는 rayon/polyester 층이 존재한다. 이 제품은 다른 효과보다 silver의 효과를 극대화한 제품으로, 가운데 rayon/polyester 층이 존재하지만, 추가적인 2차 드레싱 제제가 필요할 것으로 보인다.

또한 특징적으로 고용량의 nanosilver가 존재하기 때문에 그 효과가 다른 제품에 비해 좋으나, 최근 연구에 의하면 다른 제품에 비해 세포 독성을 보이기 때문에 비교적 짧은 시간 동안 사용하는 것을 권한다. Aquacel-Ag는 silver carboxymethylcellulose라고도 하는데, 이온은 ionic silver를 사용하였지만, 흡수층으로 carboxymethylcellulose를 사용하여, exudate의 흡수를 극대화하였다. 따라서 이 제품은 정상적인 창상에 사용하기 보다, exudate가 있는 만성 감염성 창상에서 아주 좋은 효과를 볼 수 있다.

하지만 ionic silver를 사용하였기 때문에 silver의 효과를 보기 위해서는 비교적 자주 교체해야 하는 문제를 가지고 있다. 다음으로 Ferris사의 Polymem silver는 Acticoat와 마찬가지로, nanocrystalline silver로 구성되어 있어서 그 효과를 기대하였으나, 세포 독성의 문제점을 최소화하기 위해 그 농도를 극단적으로 낮게 사용하였다.

결과적으로 최근 연구에 의하면 세포 독성은 위에 언급한 다른 제제와 동등하거나 적게 나타났지만, 효과도 거의 없기 때문에 우리나라에서는 그 사용이 많지 않았다. 마지막으로 화상 연고라고 불리는 Ilvadon는 가격에 비해 그 효과가 좋기 때문에 최근까지도 만성 감염성 창상에 많이 사용된다. 특히 넓은 부위에 움푹 패여 있는 창상에는 비용 효과 면에서 아주 좋은 제품이다.

이러한 silver 제품은 위에서 언급한 것과 같이, 만성 감염성 창상에 가장 효과적인 치료제 중에 하나라 여겨지는데, 특히 당뇨병성 창상에 탁월한 효과를 보인다. 당뇨병성 창상의 경우 항상 감염이 잔존하기 때문에 이러한 감염을 제거하지 않는 한, 창상의 회복 단계 중 염증기가 길어지기 때문에, 이 과정을 줄여야 빠른 창상의 회복을 가져올 수 있게 된다.

하지만 최근 연구들은 이러한 당뇨병은 정상적인 조건과 다르게, 세포 독성과 염증성 과정을 더 악화시킬 수 있기 때문에 silver를 포함한 모든 세포 독성을 가질 수 있는 제품의 사용에 신중한 접근이 필요하다. 하지만 Yeo 등은 당뇨 유발 쥐(rat)에 창상을 만든 후 silver 제제를 사용하여 치료한 후 간과 신장을 포함한 여러 장기의 혈청 검사와 함께 각 장기의 silver의 침전 정도를 확인하였다.

결과적으로 혈청 검사 상 특이 소견을 보이지 않았으며, 각 장기에도 silver의 침전 정도를 볼 수 없어, 현재의 silver의 사용으로는 동물 실험(in vivo) 상에서는 특별한 세포 독성을 포함한 부작용은 보이지 않았다. 비슷한 연구로 실행한 silver 제품 군에서는 비슷한 정도의 DNA 손상과 세포 사멸을 보였지만, 그 정도는 미미하였다.

따라서 이 연구 결과로 볼 때 당뇨병성 창상에서도 그 부작용이 미미하므로 현재로서는 이러한 당뇨병성 창상을 포함한 만성 감염성 창상에 가장 적절한 치료 방법으로 여겨진다. 또한 무엇보다 이러한 silver의 확실하고 광범위한 항균 작용 때문에 골수염의 치료 및 3D 프린팅을 이용한 창상 및 골 재건 등 다양한 분야로 그 사용이 확대되고 있는 실정이다.

2) 장점

기존의 항생제와 다르게 내성을 가지지 않으며, 만성창상에 흔하게 존재하는 biofilm에도 좋은 효과를 보인다는 연구 결과 등이 많이 보고 되었다. 이러한 은은 과거부터 창상이나, 화상, 궤양 등의 치료에 많이 사용되어 왔다.

3) 단점 및 주의 사항

은의 농도는 매우 중요하며 특히, 은은 고농도에서 세포 독성을 가지고 있다. 또한 특징적으로 도포한 표면에 피부를 변색시키는 부작용을 가지고 있다. 오일 제품과의 병용 사용을 금한다.

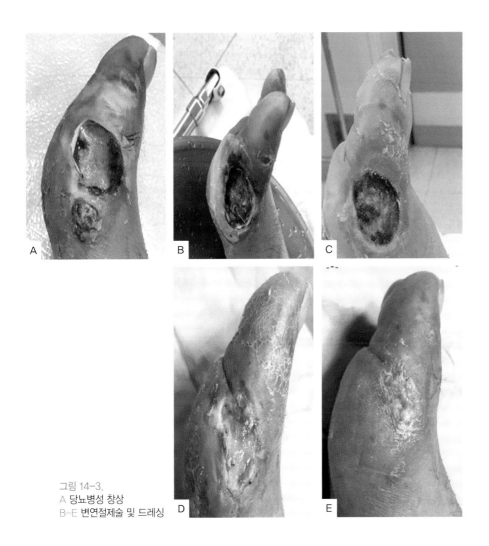

그림 14-3.
A 당뇨병성 창상
B-E 변연절제술 및 드레싱

4) 적응증

이온화된 은 성분의 살균 작용에 의하여 biofilm이나 감염된 창상, 삼출물이 많은 창상의 치유를 유도한다. *MRSA, vancomycin resistant enterococci* 같은 병원균에는 효과적이고 정상 세포에는 무해하여, 당뇨병성 족부궤양, 정맥성궤양, 화상, 피부 이식 후 등, 다양한 만성창상에 효과적이나 피부 이식 혹은 화상에 한하여 급여가 인정되어 삭감될 수 있어 창상에 맞게 적절하게 사용해야 한다(그림 14-3).

그림 14-4. Convatec Aquacel-Ag 제품

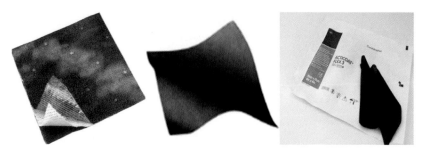

그림 14-5. Smith & Nephew Acticoat

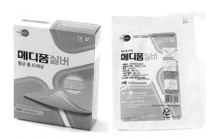

그림 14-6. Mundiphama Medifoam silver

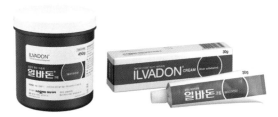

그림 14-7. 일동제약 일바돈 크림(Ilvadon)

5) 적용 방법 및 제품의 예

은 제품은 그람음성, 그람양성, MRSA, 수퍼 박테리아까지 150개 이상의 병원체 살균 효과를 가진 제품으로 세균 증식이 심한 창상에 주로 적용한다.

창상 부위를 깨끗이 소독한 후 제품을 창상 부위보다 크게 자르거나 큰 제품을 선택하여 창상 부위에 제품을 적용시키고 거즈로 2차 드레싱을 시행하며, 삼출물 양에 따라 다르지만 평균적으로 적용 후 2-3일 후에 교체한다(그림 14-4, 14-5, 14-6, 14-7).

4. Ibuprofen

궤양에서 오는 통증은 보통 두가지 기전을 통해서 이루어 진다. 우선 신경성 (neuropathic) 통증과, 통각 수용체(nociceptor)를 이용한 통각 통증이 있다. 보통 신경성 통증에 대해서는 tricyclic antidepressant (TCA)나 anticonvulsant 등의 약물을 통해 치료하게 되며, 통각 통증은 우선적으로 NSAID로 치료를 시작하고, 증상의 호전 정도에 따라, 그 약물의 강도를 증가하게 된다. 보통은 신경성 통증과 통각 통증은 서로 그 치료 기전이 다르기 때문에 각각 다른 기전을 통해 통증이 해결되고, 각각의 통증의 원인을 찾아내고, 그에 맞추어 치료하는 것이 적절하다.

1) 특징

Ibuprofen은 내복하는 Non-Steroidal Anti-Inflammatory Drug (NSAID)의 한 종류로 궤양에서 올 수 있는 통증 중 특히 통각 통증의 조절에 탁월한 효과를 보이게 된다. 하지만, 이러한 Ibuprofen의 사용은 혈액 순환이 좋지 않은 사람에게는 국소적 효과가 감소하게 되고 또한 위장 출혈, 신기능 감소 등의 문제가 생길 수 있다. 이러한 문제를 줄이고, 국소적인 통증 감소 효과를 보기 위해 만든 것이 Ibuprofen 드레싱이다. 대표적으로 Coloplast의 Biatain Ibu 가 있는데, 현재 대부분의 Ibuprofen 드레싱의 연구는 Biatain Ibu에 관련된 연구가 주를 이루고 있다. 이러한 Biatain Ibu는 비접착성 foam 드레싱으로서 연속적으로 Ibuprofen이 방출된다.

2) 장점

이에 관련된 연구들에 의하면, 이 제품의 사용으로 인한 통증 감소를 통해 삶의 질이 향상되고, 창상 주위의 홍반이 감소하였고, 건강한 육아조직이 증가되었다. 또한 이러한 Ibuprofen의 사용으로 인한 전신적인 증상은 보고된 바가 없다고 하였다. 한 연구에 의하면, Biatain Ibu를 사용한 후 5일후에 창상의 삼출물과 혈청을 검사하였고, 삼출물에는 Ibuprofen이 검출되었지만, 혈청 내에서는 발견되지 않아, 전신적 효과와 그로 인한 부작용은 없을 것으로 보고하여, 위의 소견을 증명하였다.

이러한 Biatain Ibu의 사용을 통해 시행한 연구 중 환자의 삶의 질에 관련한 연구

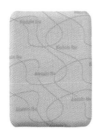 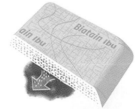 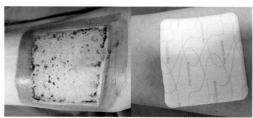

그림 14-8. Coloplast Biatain Ibu 제품

를 보고하였는데, 창상의 치료에서 환자의 감정도 중요한 치료의 요소이므로, Biatain Ibu을 통한 통증의 감소는 환자의 감정을 안정시켜 빠른 치료에 도움이 되며, 환자 삶의 질을 높이는 데에 중요한 역할을 한다. 이러한 부분을 고려할 때 Ibuprofen의 사용은 창상의 치료에 권장된다고 할 수 있다.

3) 단점 및 주의 사항

감염이 심한 창상보다는 non-infection 창상에 주로 사용하며, 항균 효과가 없는 제품으로 삼출물이 발생하여 2차 감염의 원인이 되지 않도록 주의 깊게 살펴보고 자주 교체해 주는 것이 좋다.

4) 적응증

당뇨병성 족부궤양이나 동정맥 다리궤양과 같은 질병은 통증을 많이 유발하는 질병으로, Ibuprofen이 함유된 드레싱제가 통증 유발 부위에 닿으면서 통증을 감소하는 역할과 창상이 잘 치유될 수 있는 환경을 조성해 준다. 단 감염이 심하지 않은 동맥성궤양, 정맥성궤양, 당뇨병성 족부궤양, 1-2도 화상, 피부 이식 공여 부위, 수술 후 창상 부위 등 통증이 심한 창상에 효과적이다.

5) 적용 방법 및 제품의 예(그림 14-8)

창상 부위를 깨끗이 소독 후, 창상 부위 보다 약간 크게 제품을 재단하거나 제품을 선택하여 창상 부위를 완전히 덮을 수 있도록 주의하면서 제품의 foam면을 창상에 적용 후 2차 드레싱을 시행한다. 피부에 자극을 주지 않도록 주의하며 창상의 삼출액에 따라 자주 교체해 준다.

References

1. Arapoglou V, Katsenis K, Syrigos KN, et al. Analgesic efficacy of an ibuprofen-releasing foam dressing compared with local best practice for painful exuding wounds. J Wound Care 2011; 20: 319.

2. Barillo DJ, Marx DE. Silver in medicine: a brief history BC 335 to present. Burns 2014; 40: S3.

3. Bigliardi PL, Alsagoff SAL, El-Kafrawi HY, et al. Povidone iodine in wound healing: A review of current concepts and practices. Int J Surg 2017; 44: 260.

4. Bourdillon KA, Delury CP, Cullen BM. Biofilms and delayed healing — an in vitro evaluation of silver- and iodine-containing dressings and their effect on bacterial and human cells. Int Wound J 2017; 14: 1066.

5. Briggs M, Nelson EA, Martyn-St James M. Topical agents or dressings for pain in venous leg ulcers. Cochrane Database Syst Rev 2012; 11: CD001177.

6. Bulman SEL, Tronci G, Goswami P, et al. Antibacterial properties of nonwoven wound dressings coated with Manuka honey or methylglyoxal. Materials (Basel) 2017; 10: 954.

7. Campbell N, Campbell D. Evaluation of a non-adherent, povidone-iodine dressing in a case series of chronic wounds. J Wound Care 2013; 22: 401.

8. Cigna E, Tarallo M, Bistoni G, et al. Evaluation of polyurethane dressing with ibuprofen in the management of split-thickness skin graft donor sites. In Vivo 2009; 23: 983.

9. Cooper R. Honey for wound care in the 21st century. J Wound Care 2016; 25: 544.

10. Cooper R, Jenkins L, Hooper S. Inhibition of biofilms of Pseudomonas aeruginosa by Medihoney in vitro. J Wound Care 2014; 23: 93.

11. Eteraf-Oskouei T, Najafi M. Traditional and modern uses of natural honey in human diseases: a review. Iran J Basic Med Sci 2013; 16: 731.

12. Fogh K, Andersen MB, Bischoff–Mikkelsen M, et al. Clinically relevant pain relief with an ibuprofen–releasing foam dressing: results from a randomized, controlled, double–blind clinical trial in exuding, painful venous leg ulcers. Wound Repair Regen 2012; 20: 815.

13. Fox CL Jr, Monafo WW Jr, Ayvazian VH, et al. Topical chemotherapy for burns using cerium salts and silver sulfadiazine. Surg Gynecol Obstet 1977; 144: 668.

14. Hussain MB. Role of honey in topical and systemic bacterial infections. J Altern Complement Med. 2017. http://dx.doi.org/10.1089/acm.2017.0017.

15. Jorgensen B, Friis GJ, Gottrup F. Pain and quality of life for patients with venous leg ulcers: proof of concept of the efficacy of Biatain–Ibu, a new pain reducing wound dressing. Wound Repair Regen 2006; 14: 233.

16. Jorgensen B, Gottrup F, Karlsmark T, et al. Combined use of an ibuprofen–releasing foam dressing and silver dressing on infected leg ulcers. J Wound Care 2008; 17: 210.

17. Jull AB, Cullum N, Dumville JC, et al. Honey as a topical treatment for wounds. Cochrane Database Syst Rev. 2015: CD005083.

18. Jung JA, Han SK, Jeong SH, et al. In vitro evaluation of betafoam, a new polyurethane foam dressing. Adv Skin Wound Care 2017; 30: 262.

19. Kateel R, Adhikari P, Augustine AJ, et al. Topical honey for the treatment of diabetic foot ulcer: A systematic review. Complement Ther Clin Pract 2016; 24: 130.

20. Kwakman PH, te Velde AA, de Boer L, et al. How honey kills bacteria. Faseb j 2010; 24: 2576.

21. Lee JH, Ja Kwak J, Shin HB, et al. Comparative efficacy of silver containing dressing materials for treating MRSA–infected wounds in rats with streptozotocin–induced diabetes. Wounds 2013; 25: 345.

22. Maddocks SE, Jenkins RE. Honey: a sweet solution to the growing problem of antimicrobial resistance? Future Microbiol 2013; 8: 1419.

23. Marx DE, Barillo DJ. Silver in medicine: the basic science. Burns 2014; 40: S9.

24. Mavric E, Wittmann S, Barth G, et al. Identification and quantification of methylglyoxal as the dominant antibacterial constituent of Manuka (Leptospermum scoparium) honeys from New Zealand. Mol Nutr Food Res 2008; 52: 483.

25. Palao i Domenech R, Romanelli M, Tsiftsis DD, et al. Effect of an ibuprofen-releasing foam dressing on wound pain: a real-life RCT. J Wound Care 2008; 17: 342.

26. Park JK, Lee JH, Kwak JJ, et al. Evaluation of an antimicrobial silver foam dressing. Wounds 2013; 25: 153.

27. Robson V, Dodd S, Thomas S. Standardized antibacterial honey (Medihoney) with standard therapy in wound care: randomized clinical trial. J Adv Nurs 2009; 65: 565.

28. Romanelli M, Dini V, Polignano R, et al. Ibuprofen slow-release foam dressing reduces wound pain in painful exuding wounds: preliminary findings from an international real-life study. J Dermatolog Treat 2009; 20: 19.

29. Saikaly SK, Khachemoune A. Honey and wound healing: An update. Am J Clin Dermatol 2017; 18: 237.

30. Steffansen B, Herping SP. Novel wound models for characterizing ibuprofen release from foam dressings. Int J Pharm 2008; 364: 150.

31. Van Biesen W, Jörres A. Medihoney: let nature do the work? Lancet Infect Dis 2014; 14: 2.

32. Yeo ED, Yoon SA, Oh SR, et al. Degree of the hazards of silver-containing dressings on MRSA-infected wounds in Sprague-Dawley and streptozotocin-induced diabetic rats. Wounds 2015; 27: 95.

창상 드레싱제
Wound Dressing Materials: The Essentials

Part III. Special Considerations for Dressing

Chapter

15

Dressing-Related Skin Injury

김명신

드레싱을 시행할 때에는 드레싱제를 신체 부위에 적절하게 고정하는 것이 필수적이다. 드레싱의 고정은 드레싱제 자체가 부착 기능을 가지고 있어 별도 고정제제 없이 가능한 경우도 있고, 추가적으로 테이프나 필름 드레싱제 등의 부착형 고정제제가 사용되기도 하며, 붕대류 등 비부착형 고정제제들을 이용하여 이루어지기도 한다. 이러한 부착제 또는 고정제제들은 환자의 몸에 드레싱을 안전하게 고정하는 목적으로 사용되고 있으나, 이의 적용과 제거와 관련된 피부 손상이 의료 관련 영역 전반에 걸쳐 폭넓게 발생하고 있다. 그러나 아직까지 이에 대한 인식은 낮은 편이다. 또한 dressing-related skin injury가 전 연령대에 걸쳐 발생하고 있는데 비해 상대적으로 주로 고령 환자에 국한되어 다루어지고 있다.

Dressing-related skin injury는 통증, 창상의 크기 증가와 치유 지연을 유발할 수 있으며, 감염의 위험을 증가시키고 환자의 삶의 질에 영향을 미치므로 창상 전문가들은 이 문제에 대해 관심을 가지고 대처해야 한다. 또한 드레싱과 관련하여 불가피하게 발생하는 피부 손상이 분명히 존재하므로 치료와 관련된 2차적인 손상으로서 환자 안전 관점에서의 접근이 필요하다.

이 장에서는 드레싱과 관련된 피부 손상의 원인과 유형을 살펴보고, 창상 전문가들이 드레싱의 적용, 유지, 제거 과정에서 2차적인 피부 손상을 최소화하기 위한 적절한 선택 전략과 적용, 제거 방법에 대해 설명하고 가이드를 제시하고자 한다.

1. Dressing-Related Skin Injury의 유형

본 지침서에서 저자는 dressing-related skin injury를 드레싱의 적용, 유지, 제거와 관련되어 발생하는 피부 문제를 총칭하는 용어로 정의하였고, 원인에 따라 다양한 유형의 손상이 발생할 수 있어, 크게 1)adhesive associated, 2)moisture

표 15-1. Dressing-related skin injury의 범주와 유형

범주	설명	유형
Dressing related skin injury adhesive associated	드레싱제 자체의 접착제 또는 드레싱제를 고정하기 위한 테이프 등에 의한 피부 손상	Epidermal stripping
		Tension injury 또는 blister
		Skin tear
		Irritant contact dermatitis
		Allergic dermatitis
		Maceration
		Folliculitis
Dressing related skin injury moisture associated	드레싱제가 부착된 상태에서 체액이나 삼출물에 의해 발생하는 습기와 관련된 피부 손상	Fungal infection
		Periwound MASD (Moisture Associated Skin Damage)
Dressing related skin injury pressure associated	드레싱제나 붕대 자체의 압력과 관련된 피부 손상	Ecchymosis
		Pressure injury

associated, 3)pressure associated의 3가지 범주로 분류하였다. 범주와 이에 따른 세부 유형은 표 15-1과 같다.

1) Adhesive Associated Dressing-Related Skin Injury

드레싱 부착제와 관련된 피부 손상은 7.3%-21.4%까지 다양하게 보고되고 있다. 드레싱 시 사용하는 테이프 등의 부착제는 일반적으로 4개의 층으로 구성되며(그림 15-1), 그 중 주요한 층은 부착면(adhesive)와 지지층(backing)이고, 부착면과 지지층이 무엇으로 이루어졌는지에 따라 부착제의 기능과 특징, 장·단점이 결정된다. 그 외는 부착면과 지지층 사이의 연결층, 지지면에 코팅과 탄력을 제공하는 표면층이 있어 4개의 층을 이룬다.

(1) Epidermal Stripping

테이프나 부착형 드레싱제의 제거 시 표피층이 벗겨져 발생하며, 손상 부위는

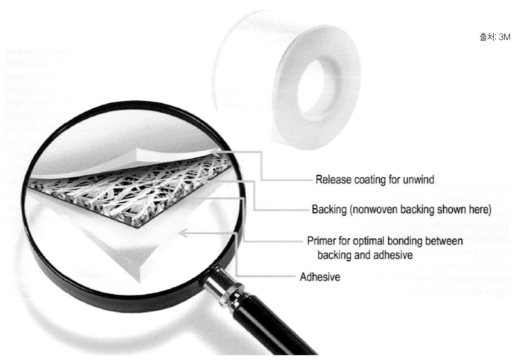

출처: 3M

Release coating for unwind

Backing (nonwoven backing shown here)

Primer for optimal bonding between backing and adhesive

Adhesive

그림 15-1. 드레싱 시 사용하는 부착제의 기본 구조

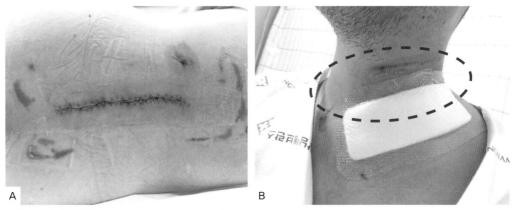

그림 15-2. A 부적절하게 테이프나 부착형 드레싱제를 당겨서 붙인 부위에 발생한 tension blister의 예. B 움직임이 많은 부위에 발생한 tension blister의 예

얕고 불규칙한 모양을 보인다. 피부가 반들반들하게(shiny) 보일 수도 있고 홍반이나 수포가 형성되기도 한다.

(2) Tension Injury 또는 Blister

테이프나 부착형 드레싱제의 잘못된 적용으로 발생하는 전단력(shear force)에 의해 진피로부터 표피의 분리가 발생한다. 부착제는 탄력이 적어 늘어나지 않는 반면 부종 등이 발생하여 붙인 자리의 피부는 팽창함으로써 전단력이 발생하는 경우도 있고, 부적절하게 테이프나 부착형 드레싱제를 당겨서 붙이는 경우에도 발생하며, 관절 부위와 같이 움직임이 많은 부위에 탄력이 적은 부착제를 사용하는 경우에도 발생할 수 있다(그림 15-2).

(3) Skin Tear

전단력, 마찰력, blunt force 등에 의해 피부층이 분리되는 것으로 부분층 피부 손상 뿐 아니라 전층 피부 손상까지를 포함한다. 테이프나 부착형 드레싱제의 잘못된 적용, 드레싱 부위에 가해지는 순간적인 전단력이나 마찰력 등에 의해 발생한다. International Skin Tear Advisory Panel (ISTAP)은 skin tear의 type을 3가지로 분류하였으며, type 1 skin tear는 피부층이 분리는 되었으나 분리된 피부층 모두가 소실되지 않고 보존된 상태이고, type 2는 분리된 피부층의 일부가 소실된 상태, type 3는 분리된 피부층 전부가 소실된 상태를 말한다.

(4) Irritant Contact Dermatitis

테이프나 부착형 드레싱제의 부착면 또는 지지층의 화힉 성분에 의한 자극으로 피부염이 발생할 수 있으며, 부착 부위에만 국한되어 명확하게 홍반이나 부종, 수포 등의 증상이 나타난다.

(5) Allergic Dermatitis

테이프나 부착형 드레싱제의 부착면 또는 지지층의 성분에 대한 세포성 면역 반응이다. 특징적으로 부착 부위에 홍반, 수포 등이 관찰되며 가려움증을 동반한다.

(6) Maceration

테이프나 부착형 드레싱제에 과도하게 습기가 배어 있는 상태에서 오랜 시간이 지속되면 부착면 아래의 피부가 쭈글쭈글해지고 하얗게 불어나게 된다. 이 상태의 피부는 손상에 매우 취약해지고, 창상 가장자리로부터 표피 세포 이주의 지연이 발생할 수 있다.

(7) Folliculitis

테이프나 부착형 드레싱제가 적용된 피부에 있는 모낭의 염증성 반응으로, 면도 또는 부착면 아래 세균에 의해 발생할 수 있고, 모낭 주변의 붉은 반점이나 작은 구진 또는 농포가 나타난다.

2) Moisture Associated Dressing-Related Skin Injury

습기는 창상의 삼출액(exudate), 땀이나 체액 분비물, 실금 등 여러 가지 원인에 의해 발생할 수 있으며, 이러한 습기에 의한 노출은 표피가 마찰력이나 전단력과 같은 물리적 힘에 더 취약하게 만든다. 또한, 피부의 세균 감염의 기회가 높아지며 주요 원인균은 Candida albicans, Staphylococcus 등이다. 습기에 의한 피부 손상을 Moisture Associated Skin Damage (MASD)라고 따로 부르기도 하며, MASD의 종류에는 대소변에 의한 Incontinence Associated Dermatitis (IAD), 땀에 의한 Intertriginous Dermatitis (ITD), 창상 삼출액에 의한 periwound-MASD 등으로 나누기도 한다.

(1) Fungal Infection

진균 감염(fungal infection)은 주로 면역 저하 환자나 암 환자, 장기 와상 환자에게서 발생하지만 드레싱 적용 부위가 축축한 상태로 장시간 지속되면서 일반 수술 환자, 또는 특별한 소인이 없이도 발생할 수 있다. 발적이나 가려움증, scale, peeling, cracking 등의 피부 증상을 보이며 현미경적으로 진균을 확인하는 방법으로 확진한다.

(2) Periwound-MASD

창상의 삼출액은 창상 치유 과정의 염증기에 정상적으로 발생한다. 그러나 이러한 삼출액이 피부에 지속적으로 접촉되는 경우에는 피부 손상이 발생할 수 있다. 특히, 만성창상의 경우는 염증기가 지연되어 proinflammatory cytokines과 protease 레벨이 높고, growth factor의 레벨은 낮다. 이로 인해

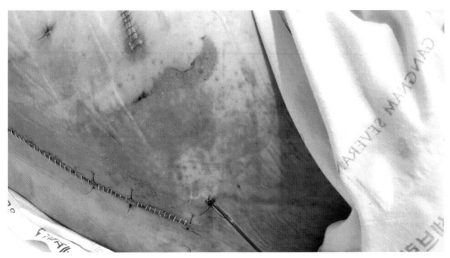

그림 15-3. 드레싱 적용 부위가 축축한 상태로 장시간 지속되면서 일반 수술 환자에게 발생한 fungal infection

피부의 산도(pH)가 올라가고 이러한 알칼리 환경은 피부가 세균에 더 취약하게 만들고, 창상 주변 피부의 광범위한 발적이나 추가적인 조직 손상을 유발하게 된다.

3) Pressure Associated Dressing-Related Skin Injury

드레싱 자체의 볼륨이나 고정할 때 사용하는 붕대의 과도한 압박에 의해 피부 손상이 발생할 수 있다. 그러나 이 부분은 dressing-related skin injury 중에서도 자주 간과되는 부분 중 하나이다. 예를 늘어 사강(dead space)을 재우는 드레싱(packing)을 할 때 filler dressing이 과도하게 채워지는 경우에는 undermining 안쪽의 조직에 압력에 의한 손상이 발생할 수 있다. 또한 압박이 지속적으로 가해지는 부위에 두께가 있는 비교적 단단한 제형의 드레싱을 적용하면 드레싱제 자체가 추가적인 압박 손상을 유발할 수 있다.

(1) Ecchymosis

주로 드레싱 고정을 위해 사용하는 붕대를 과도하게 압박하거나, 응고 장애가 있는 환자에게서 나타나며, 특징적으로 관절 등에 붕대가 겹치거나 주름지는 부위에 발생한다.

(2) Pressure Injury

사강의 안쪽에 과도한 packing으로 보라색이나 검은색으로 조직의 색깔이 변하면서 압박 궤양의 진행 과정을 따른다. 또한, 지속적으로 압박이 가해지는 부위에 비교적 단단하거나 두꺼운 드레싱을 적용한 후 적절하게 압력의 제거나 분배가 이루어지지 않은 경우 드레싱 모양과 일치하게 피부의 색깔 변화가 나타나거나 압박 궤양의 진행 과정을 밟기도 한다.

2. Dressing-Related Skin Injury의 예방 전략

1) 드레싱 적용 전 위험 요인 평가

(1) 일반적 평가

테이프 또는 부착형 드레싱을 사용하기 전에 피부 상태를 매일 또는 매 드레싱 교환 시마다 평가한다.

(2) 위험 요인 평가

환자의 내적, 외적 위험 요인을 평가하고 위험도를 고려하여 드레싱 제제의 선택, 적용, 모니터링을 실시한다.

① 내적 위험 요인: 연령(신생아, 노인), 피부상태(습진, 피부염, 만성창상, epidermolysis bullosa), 기저 질환(당뇨, 감염, 신질환, 정맥 부전, 면역 저하), 복용 약물(스테로이드, 항응고제, 항암 약물 등), 영양 부족, 부종, 탈수, 알레르기

② 외적 위험 요인: 건조한 피부(과도한 세척), 습기에 대한 지속적인 노출, 방사선 치료, 자극성 부착면, 부착제를 넓은 범위에 적용, 테이프이나 부착형 드레싱의 잦은 교체, 제거 시 테크닉, 불량한 개인 위생, 주변 피부 오염

표 15-2. 드레싱 부착면, 지지층 별 특징과 임상적 적용 시 고려 사항

Adhesive	Tack	Peel adhesion	Cohesive strength	Air permeable	MVTR	Skin Trauma	Cost	Other
Natural rubber latex	++++	++++	++++	+	+	++++	+	Water resistance
Synthetic rubber	++++	++++	++++	+	+	++++	+	When bond strength essential, water resistance
Acrylic / Acrylate	+ Variable	++++	Variable	Variable	+++	++++	+++	Most diverse, strong, durable, designed to replace natural rubber, adhesion increases over time; variability related to backing
Silicone	Variable	+++	++++	++++	++	+	++++	Can reposition, gentle to sensitive skin, adhesion does not increase over time
Hydrocolloid	Varies over time			Variable	More over time	Variable	++++	Absorb fluids, can cause stripping on removal

출처: Patricia C. Clinical update: Medical Adhesive Safety. Clinical update for the professional nurse 2014;Summer:3.

표 15-3. 드레싱 부착면의 성분 별 기능과 장단점

Adhesive	Backing	Advantages	Disadvantages	Clinical Implications
Natural rubber latex based	elastic traditional cloth	• 100년이상 사용된 클래식한 제품 • 강한 접착력 • 축축한 곳에 강함	• 피부에 자극적 • 잘못 제거 시 피부 손상을 일으킴 • 알레르기 반응	• 강한 접착력으로 무거운 튜브나 드레싱 고정에 유용 • 축축한 곳이나 분비물이 많은 곳에 고려할 수 있음

〈다음 페이지에 계속〉

표 15-3. 드레싱 부착면의 성분 별 기능과 장단점(계속)

Adhesive	Backing	Advantages	Disadvantages	Clinical Implications
Acrylate	elastic foam paper plastic silk soft cloth traditional cloth	50년 이상 사용되어 온 제품 • hypoallergenic • 성상에 따라 자극도가 다름	• 널리 사용됨. 부적절한 선택, 직용과 제거에 따른 피부 손상과 제거 시 통증 발생	• 접착력에 수준에 따라 적절한 선택이 요구됨 • 선택 시 gentleness, stretch, backing strength, 습기에 대한 내구성 등 고려
Silicone	paper plastic	• 피부에 친화적 • 피부 민감성 낮음	• 중요한 튜브/기구의 1차 고정으로 추천하지 않음 • 습기에 약한 편	• 가벼운 드레싱이나 튜브, 자주 붙였다 떼는 곳에 유리 • 부착 면적을 넓히면 좀 더 안전하게 고정이 가능함 • 쉽게 제거되고 통증이 적음
Hydrocolloids	film	• 습기에 따라 접착 특성이 변화 • 피부면에 잘 접착	• acrylate와 비슷한 피부 손상 유발 (24hr)	• 테이핑 플랫폼으로 드레싱 및 피부에 사용

출처: McNichol L, Lund C, Rosen T et al. Medical adhesives and patient safety: State of the science_Consensus statement for the assessment, prevention and treatment of adhesive-related skin injury. J WOCN 2013;40(40):368.

2) 드레싱 선택 시 고려할 사항

(1) 드레싱의 일반적인 특징

드레싱제를 선택할 때 dressing-related skin injury를 최소화하기 위해, 환자의 위험 요인 평가 결과와 드레싱의 목적, 적용 부위(특히 관절 부위), 드레싱제가 유연한지 아닌 지 등을 고려하여 부착형 드레싱제를 선택할 것인지 비부착형을 선택할 것인지, 테이프를 사용하여 2차 고정을 할 것인지 아니면 붕대 등을 사용하는 것인지 등을 적절하게 결정해야 한다.

(2) 드레싱 부착제의 특징과 장단점

드레싱 부착제의 부착면과 지지층에는 여러가지 유형이 있는데 표 15-2과 표 15-3에서 보는 바와 같이 유형별 특징과 장·단점을 가지고 있으며, 테이프나 부착형 드레싱제를 선택할 때 각 제형이 가진 이러한 성질들을 고려하여 드레싱의 목적에 부합하면서도 관련 손상을 최소화할 수 있는 제품을 선택해야 한다.

최근 latex based rubber adhesive는 피부에 대한 자극과 알레르기로 인해 잘 사용하지 않고 있으며, 주로 acrylate와 silicone adhesive가 사용되고 있다. silicone은 피부에 자극이 적어 고위험군에게 적합하지만 접착력이 상대적으로 약하므로 이에 대해 고려하여 환자에게 과도한 움직임을 피하도록 교육하는 등 추가 전략을 수립하고 수행해야 한다.

3) 드레싱 고정 시 고려할 사항

(1) 테이프나 부착형 드레싱제 사용 시

① 드레싱의 고정은 피부의 장력(Langer's line)을 고려하여 장력과 수평 또는 수직으로 고정한다.

② 부착 시에 테이프나 부착면에 의한 장력이 발생하지 않도록, 당겨서 붙이지 않는다.

③ 테이프나 드레싱제의 한쪽 끝부터 부착하지 말고, 중앙에서 동시에 양쪽 바깥쪽으로 균등하게 부착해 나간다.

④ 드레싱제가 주름지거나 갭이 생기지 않도록 부착한다.

⑤ 고위험군인 경우 부착 전에 알코올 성분이 없는 피부 보호 필름을 바른다.

⑥ 드레싱 제거를 용이하게 하기 위해 적용 시 한쪽 모서리를 살짝 접어 두는 것도 임상적 팁으로 활용할 수 있다.

⑦ 부착제의 사용이 위험한 고위험군이면서 붕대의 적용이 쉽지 않은 부위에는 surgical net의 사용을 고려한다.

(2) 붕대 사용 시

① 압박 목적이 아닌 고정 목적이라면 self-adhesive bandage를 추천한다.

② 붕대 적용 시 과도한 압박을 피한다.

출처 3M

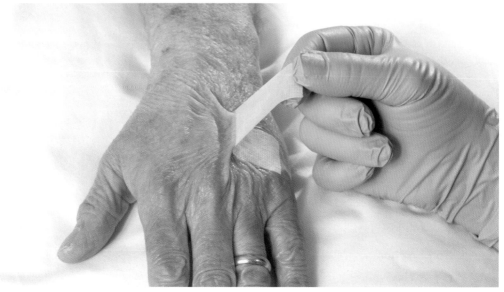

그림 15-4. 테이프나 드레싱 제거 시 피부 손상을 유발하는 잘못된 방법

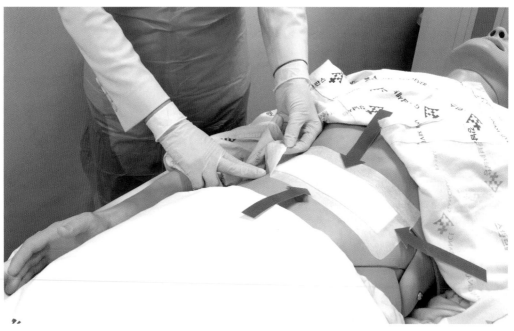

그림 15-5. 부착면의 가장자리부터 4방향으로 테이프를 먼저 제거하는 모습

4) 드레싱 유지 시 고려할 사항

(1) 환자에 대한 전신 상태 지원

환자의 위험 요인을 지속적으로 평가하고, 특히 내적 위험 요인의 경우 조절
가능한 부분은 조절한다. 적절한 영양 공급, 수분 공급을 시행한다.

(2) 드레싱의 모니터링과 교체 주기 결정

① 드레싱의 부착 상태, 누수 정도, 오염 여부 등을 평가하고 추가적으로 교체
가 필요하지 않은 지 지속적으로 모니터링 한다.

② 드레싱의 유지 상태와 제거 시 삼출액의 saturation 정도를 평가하여 적절
한 교체 주기를 결정한다.

③ 드레싱 적용 상태에서 부종 등의 변화가 발생하여 피부 손상의 위험이 높
아질 것으로 판단되면 변화한 상태에 맞게 드레싱을 교체한다.

5) 드레싱 제거 시 고려할 사항

(1) 제거의 테크닉

① 테이프나 부착형 드레싱 제거 시 손가락으로 피부를 잡고 다른 손으로 테
이프나 드레싱을 잡아 제거한다. 드레싱이 제거됨에 따라 피부를 잡고 있
는 손가락도 제거 부위를 따라가며 지속적으로 피부를 지지한다. 테이프나
드레싱만을 잡아당기지(그림 15-4) 않는다.

② 최대한 통증이나 불편감을 유발하지 않고 제거하도록 노력한다.

③ 부착제를 바깥쪽에서부터 제거하고, hydrocolloid 드레싱이니 부착형 foam
드레싱과 같이 드레싱 전체가 부착면인 경우는 ①번의 방법으로 모두 제거
하지만, 테이프나 필름으로 2차 고정이 된 경우에는 테이프나 필름을 먼저
4방향으로 떼어낸 후 드레싱을 제거한다(그림 15-5).

(2) 제거를 용이하게 하는 제품의 사용

필요 시 adhesive remover를 사용한다. 만일 더 이상 드레싱의 부착이 필요없
는 경우에는 로션이나 petrolatum 또는 오일을 바른 후 제거한다.

References

1. Farris MK, Petty M, Hamilton J, et al. Medical-adhesive related skin injury prevalence among adult acute care patients. J Wound Ostomy Continence Nurs 2015; 42: 592.

2. Konya C, Sanada H, Sungama J, et al. Skin injuries caused by medical adhesive tape in older people and associated factors. J Clin Nurs 2010; 19: 1237.

3. McNichol L, Bianchi J. MARSI_Medical adhesive-related skin injuries. Wounds UK 2016; 12: 1.

4. McNichol L, Lund C, Rosen T, et al. Medical adhesives and patient safety: State of the science: Consensus statement for the assessment, prevention and treatment of adhesive-related skin injury. J Wound Ostomy Continence Nurs 2013; 40: 365.

5. Patricia C. Clinical update: Medical adhesive safety. Clinical update for the professional nurse 2014; Summer: 3.

6. Ratliff CR. Descriptive study of the frequency of medical adhesive-related skin injuries in a vascular clinic. J Vasc Nurs 2017; 35: 86.

7. Yates S, McNichol L, Heinecke SB, et al. Embracing the concept, defining the practice, and changing the outcome_Setting the standard for medical adhesive-related skin injury interventions in WOC nursing practice. J Wound Ostomy Continence Nurs 2017; 44: 13.

8. Zulkowski K. Understanding moisture-associated skin damage, medical adhesive-related skin injury, and skin tears. Advanc Skin Wound Care 2017; 30: 372.

Dressing-Related Pain

이예나

창상 통증은 환자의 삶의 질 뿐만 아니라 생리학적인 과정에도 부정적인 영향을 준다. 하지만 많은 환자들이 창상 통증이 잘 조절되지 않아 이러한 부정적인 결과를 겪는 일이 흔하게 일어나고 있다. 의료진은 쉽게 간과할 수도 있지만 환자에게는 통증 조절이 창상 치유보다도 더 간절하게 느껴질 수도 있다. 그러므로 창상 통증에 대한 이해와 고려는 창상 전문가들에게 창상 관리에 있어 중요한 부분이다.

1. 통증 생리학

창상 통증이 잘 조절되지 않으면 창상 치유를 저해하고 감염될 확률을 증가시킨다. 이러한 부정적인 결과는 우선 환자가 창상 치료할 때 통증을 호소하면 제대로 된 소독을 할 수가 없게 되고, 또한 통증은 창상의 저산소증을 일으키거나 창상을 악화시킬 수 있다. 세척, 소독, 변연절제술 등의 모든 부분에 있어서 창상 전문가의 통증 조절하는 능력이 필요하다. 통증이 조절되지 않으면 환자는 변연절제술과 세척을 거부하고 드레싱 교환을 미루게 된다. 이러한 요인들이 모두 감염을 일으키고 창상 치유를 저해할 수 있다.

통증은 epinephrine을 포함하는 catecholamine의 수준을 높여서 말초혈관의 수축을 일으키게 한다. 그래서 그것이 피부와 상하지의 혈액 순환을 감소시키며 결론적으로 조직에 산소 공급을 감소시킨다. 산소가 감소되면 백혈구의 활동이 계속 제기능을 못하게 되어 세균이 살아 있는 가능성을 높이기 때문에 창상 감염을 일으킨다. 창상에 있는 세포 잔해(cell debris)를 제거하거나 박테리아를 죽이는 등의 백혈구가 적절하게 기능하기 위해서는 산소가 필요하다. 저산소 창상 환경은 angiogenesis와 fibroblast의 활동을 방해하고 콜라겐 합성과 창상 세포에 산소를 전달하지 못하여 결국 창상 치유를 방해하게 된다.

2. 창상 통증의 영향

1) 삶의 질

신체적, 심리적 그리고 정신적 웰빙과 사회적으로 창상 통증이 미치는 영향에 대해 많은 연구가 있었다. 통증은 환자를 불면증, 피로, 불안, 우울 그리고 후에 일어날 통증에 대한 불안까지도 겪게 하고, 환자 뿐만 아니라 보호자의 부담을 증가시키고 역할과 관계에도 큰 영향을 미치는 것으로 나타났다. 창상 통증은 결국 모든 면에 있어서 환자의 삶의 질에 큰 영향을 미치고 있다. 특히 욕창의 통증은 움직임이나 자세 변경에 제한이 있기 때문에 일상생활에 영향을 미쳐서 삶의 질을 떨어뜨리며, 정맥 궤양에 관련된 연구에서도 69%의 환자들이 통증은 불면증을 유발하고 삶의 질에 영향을 주기 때문에 창상으로 인한 불편함 중에 가장 큰 부분을 차지한다는 보고가 있다.

2) 드레싱 부착과 교환 관련 통증

창상 전문가는 창상통증을 관리하기 위해서 통증의 원인에 대해 파악하는 것이 중요하다. 그렇기 때문에 드레싱 하는 동안 자주 환자의 통증을 평가하고 기록해야 한다. 창상 통증 중에 특히 드레싱 관련된 통증은 빈번하게 일어나고 있고, 그러한 드레싱 관련 통증은 창상 통증 중에 환자들에게 있어 불안감을 주는 주요 원인이기 때문에 이에 대한 연구와 가이드라인들도 지속적으로 나오고 있다. 거즈 드레싱제가 마르면 창상에 달라 붙어서 제거할 때 통증을 유발한다고는 널리 알려져 있다. 하지만 거즈만이 창상 통증을 유발하는 것이 아니라 잘못된 드레싱제를 선택하는 경우에도 통증이 생길 수 있는데, 예를 들어 foam 드레싱제 등의 진보된 드레싱제도 창상에 새로 생긴 혈관과 육아조직이 드레싱제 사이로 자라서 제거할 때 통증을 유발하며 alginate나 hydrofiber같은 건조 드레싱제를 삼출물이 많지 않은 창상에 적용해도 달라붙어서 통증을 유발한다. 또한 접착성이 있는 hydrocolloid나 film드레싱제도 제거할 때 통증을 유발시킬 수 있기 때문에 조심스럽게 제거해야 한다. 드레싱제 선택 뿐만 아니라 드레싱 과정에 있을 수 있는 세척, 변연절제술 등의 과정 안에서도 통증이 생길 수 있기 때문에 이에 대한 평가와 관리가 필요하다.

표 16-1. 통증 평가에 고려되어야 하는 요인들

- 통증의 종류
- 통증의 위치
- 통증의 기간
- 통증의 표현
- 통증의 원인
- 환자가 알고 있는 통증의 원인과 관리
- 통증에 영향을 미치는 악화와 완화 요인
- 통증의 강도
- 환자에게 미치는 통증의 영향

표 16-2. 통증 평가 도구

Verbal/ Numerical Rating Scale	언어로 표현(통증 없음-극심한 통증) 또는 숫자(0-10)로 구성되어 있다. 환자에게 현재 통증의 단계를 표현하도록 한다.
Visual Analogue Scale (VAS)	0-10 단계까지 표시되어 있는 선에 환자 본인의 통증 정도를 체크하라고 한다.
Wong-Baker Faces Scales	얼굴 표정으로 통증 정도를 평가하는 방법으로 언어와 숫자를 모르는 3살 이하의 어린이에게 사용할 수 있다.
McGill Pain Questionnaire	통증의 주관적 부분을 다각적 방면으로 평가할 수 있다.

3. 통증의 사정

창상 통증을 조절하기 위해서는 통증의 발생 기간과 원인, 창상의 상태, 국소적 창상 관리, 통증의 종류 그리고 창상의 원인 등 많은 요인들이 관리되어야 한다(표 16-1). 창상을 평가하는 것은 body language 등의 비언어적 표현까지 함께 평가되어야 한다. 게다가 창상의 상태는 창상 통증에 많은 영향을 미치고, 창상 상태는 자주 변화하므로 통증 평가는 창상을 드레싱할 때, 일상생활 할 때 등을 다 포함하여 규칙적으로 평가되어야 한다. 통증에 대해 상세히 평가하기 위해서는 적절한 통증 조절 도구를 사용해야 한다(표 16-2).

표 16-3. 드레싱 시 통증을 줄여 주는 방법

감각 자극을 최소화한다.
환자 스스로가 드레싱 교환을 하도록 도와준다.
환자가 아플 때는 "잠깐" 이라는 신호를 줄 수 있게 한다.
드레싱 교환의 스케줄을 환자가 원하는 시간대로 정하도록 해 준다.
진통제의 효과가 가장 좋은 시간에 맞춰서 드레싱 교환을 시행한다.
드레싱제가 말라 창상에 붙어 있다면 생리식염수 등으로 충분히 적셔서 제거한다.
세포 독성이 있는 세척 사용을 피한다.
창상의 사강에 너무 꽉 차게 packing하지 않는다.
가능한 상태라면 드레싱 횟수를 줄인다.
창상 주변 피부 관리를 한다.
창상 부분을 지지해 주거나 자세를 편안하게 해 준다.
None-adhesive이나 low-adhesive 드레싱제를 고려한다.
주위를 분산시키는 방법을 사용한다(TV, 음악, 일상생활 이야기 등).

4. 드레싱 관련 통증 관리

1) 비약물적 관리

창상 치료를 할 때, 비약물적 통증 관리는 필수적이다. 간단하고 효과적인 관리는 환자의 통증을 인정하고 그에 대해 관심을 가지고 통증을 파악해 나가는 것이다. 환자에게 잠재적으로 해로운 영향에 대해 설명하고 어떻게 통증을 관리할 것인지를 말해준다. 이것이 환자의 기대에 충족시켜줄 뿐만 아니라 그로 인하여 환자가 스스로 조절할 수 있게 해 준다. 추가적인 통증 관리는 지속적이고 적절한 국소적인 관리를 통하여 통증을 조절하고 통증 과정을 감소시키는 것이다(표 16-3).

(1) 창상 세척

통증 관리를 위하여 창상을 세척할 때는 소독제나 항균성 있고, 세포 독성이 있는 국소적 물질, 강한 화학 물질, 고농도의 물질 등은 피한다. 이런 물질들은 반드시 이와 같은 방법을 써서 세척해야 하는 창상이나, 적절하게 마취한 상태가 아니면 되도록 피해야 한다. 다른 면으로 보면, 창상 세척은 창상 통증에 있어서 좋은 전략이 될 수도 있다.

창상에 삼출물이 쌓이면 압력이 생겨서 통증을 유발하게 된다. 그렇기 때문에 낮은 압력으로 조심스럽게 irrigation을 하거나, 가능한 환자라면 조심스럽게 월풀을 사용하여 세척을 한다면 창상 통증을 줄여줄 수 있다.

(2) 주변 피부 관리(Periwound Skin Care)

창상 끝부분이 짓무르거나 약해지면 농증이 유발되기 때문에 주변 정상 피부에도 skin sealants는 피부가 약해지거나 찢어짐으로 인한 통증을 예방할 수 있다. 미리 창상 주변 피부에 피부 보호제나 로션을 사용하는 것도 창상 통증을 방지하기 위한 좋은 방법이다.

(3) 변연절제술

변연절제술을 결정 할 때 많은 요인들을 고려하지만, 통증에 대해서는 간과하는 경우가 많다. 하지만 변연절제술을 할 때 반드시 통증을 평가하고 이에 따른 관리가 필요하다. 환자가 통증을 호소하는 경우에는 비선택적인 변연절제술과 통증이 많이 생기는 wet-to-dry 드레싱은 피해야 한다.환자나 창상의 상태가 autolysis 변연절제술을 시행할 수 있는 상황이라면 이를 시행하는 것이 통증이 덜 생기게 된다.

Sharp나 surgical 변연절제술은 acute noncyclical pain을 동반할 수 있으므로 만약 마취를 하지 않았다면, 의료진이 시행하면서 환자가 괜찮은지 묻고, 계속 시행해도 될 지 환자의 의사를 확인해야 한다. 그리고 sharp 변연절제술을 해야 할 때는 진통제를 주는 등의 약물적인 관리를 고려하는 것이 중요하다.

(4) 염증 및 부종(Inflammation and Edema)

염증과 부종 또한 창상 통증을 일으키므로 창상 통증을 줄여주려면 염증과 부종에 대한 관리가 필수적이다. 환자의 상태가 가능하다면, 부종이 있는 다리를 올려 놓거나 compression therapy 등의 부종을 줄일 수 있는 드레싱이나 기구를 사용하여 부종을 줄여야 하며 염증을 줄이기 위하여 적절한 수술과 전신적인 약물을 주는 것도 중요하다.

(5) 지지와 자세

드레싱을 시작할 때 환자에게 통증을 느낄 때 "잠깐"이라고 표현하게 하여 환자 본인이 치료를 조절할 수 있게 하여 환자의 불안감을 덜어주고, 최대한 환자가 편안한 자세를 취하게 해주는 것도 중요하다.

(6) 드레싱제 선택

드레싱 시의 통증을 줄이기 위해서는 적절한 드레싱제의 선택이 중요하다. 통증을 호소하는 환자라면 창상에 달라붙지 않게 silicone contact layer를 깔고 음압 치료기 등의 드레싱을 하거나 함께 구성되어 있는 드레싱제를 사용한다. 또한 진통제가 함유된 impregnated 드레싱제를 사용하는 것도 드레싱 교환 시 통증을 감소시켜 줄 수 있다.

드레싱제를 제거할 때를 고려하여 드레싱제를 선택을 해야 하며, 만약 그럼에도 불구하고 드레싱제가 창상에 달라붙어 통증을 유발할 것으로 예상되면, 식염수를 충분히 뿌려서 외상을 적게 하거나, 음압 치료기의 foam을 제거하는 경우에도 기계의 라인을 통하여 식염수를 충분히 주입하여 foam을 적셔서 제거하기 쉽도록 고려해야 한다.

2) 약물 관리

(1) 국소적 약물(Topical Medications)

변연절제술을 하거나 드레싱을 할 때 국소적인 진통제 사용은 흔하다. 젤리, 크림, 연고, 패치 등 다양한 형태의 국소적 드레싱이 있으며, 보통 lidocaine이나 sodium channel receptor blockade activity가 포함되어 있다. 국소적 진통제는 적어도 15분에서 30분은 지난 후에야 약의 효과가 나타난다. Lidocaine은 국소적으로 많이 사용하고 있고 안전하게 사용되어 왔지만 lidocaine의 개방 창상에 대한 국소적 사용에 대한 효과에 대해서는 미국 창상학회 가이드라인에서 정확히 언급하고 있지는 않다.

그러므로 전신적 흡수와 잠재적 신경과 심혈관 징후를 피하기 위해서 큰 창상에는 조심해서 사용해야 하겠다. 가장 흔하고 근거가 강한 국소적 진통제는 eutectic mixture of local anesthetics(EMLA)cream이다. EMLA는 드레싱하기 전 30-60분 전에 도포하고 위에 film 드레싱제로 밀폐시켜 놓는다.

(2) 전신적 약물(Systemic Medications)

Non-steroidal anti-inflammatory drugs같은 진통제는 경한 정도부터 중등도 통증에서 줄 수 있다. 그러나 길게 사용하면 위장 관계나 신장에 문제가 생길 수 있고 혈액응고를 방해해서 bleeding time이 길어 지기도 한다. Opioid 는 대중적으로 많이 사용하는 진통제이며, 경한 정도부터 중등도의 통증이나 중증도부터 심한 통증에 사용한다. Codeine같은 경한 opioid는 한시간 전쯤 사용하여 드레싱하는 동안 동증 관리가 쉬워지도록 해아 한다.

더 심한 통증이 있는 경우에는 morphine, pethidine, nasal diamorphine, fentanyl patches도 사용할 수 있다. 특히 드레싱 교환 때의 진통제 사용은 드 레싱 시간을 미리 약속을 하여 약의 효과가 최고일 때의 시간을 맞춰서 진통 제를 사용해야 한다. 외래에 오는 환자도 진료시간 전 약의 효과 시간에 맞춰 서 먹고 오도록 교육을 잘해야 한다. 그리고 중독에 대한 평가와 교육이 필수 적으로 투약과 함께 이뤄져야 한다.

References

1. Arapoglou V, Katsenis K, Syrigos KN, et al. Analgesic efficacy of an ibuprofen-releasing foam dressing compared with local best practice for painful exuding wounds. J Wound Care 2011.

2. Bell C, McCarthy G. The assessment and treatment of wound pain at dressing change. Br J Nurs 2010.

3. Briggs M, Nelson EA, Martyn-St James M. Topical agents or dressings for pain in venous leg ulcers. Cochrane Database Syst Rev 2010.

4. Briggs M, Torra I, Bou JE. Pain At Wound Dressing Changes: A Guide to Management: EWMA Position Document. 2002.

5. Jones J, Williams H. Wound management should not be a pain. Br J Community Nurs 2017; 22; S38.

6. Price PE, Fagervik-Morton H, Mudge EJ, et al. Dressing-related pain in patients with chronic wounds: an international patient perspective. Int Wound J 2018; 5; 159.

7. Solowiej K, Mason V, & Upton D. Psychological stress and pain in wound care, part 2: a review of pain and stress assessment tools. J Wound Care 2010; 19; 110.

8. Solowiej K, Mason V, & Upton D. Psychological stress and pain in wound care, part 3: management. J Wound Care 2010; 19; 153.

9. Strebeck J. Acute & Chronic Wounds: Current Management Concepts. AORN J 2007; 86; 677.

10. Woo KY, Harding K, Price P, & Sibbald G. Minimising wound-related pain at dressing change: evidence-informed practice. Int Wound J 2008; 5; 144.

Chapter 17	**Accessories (Supporters) for Dressing** 백규원

창상관리에서 직접적으로 창상에 적용하는 드레싱은 필수적이다. 드레싱을 할 때 창상에 직접 적용되는 드레싱제뿐 아니라 다양한 제품들이 드레싱의 악세서리로 활용되고 있다. 이 장에서는 드레싱과 관련된 창상, 창상 주위 피부, 드레싱제 고정 등에 대한 다양한 제품들을 설명하고자 한다.

1. 창상 기저부

1) 창상세척제

창상 세척제는 창상표면에서 오염 물질, 이물질 및 삼출물을 제거하거나 깊은 공동 창상을 세척하는 데 사용되는 용액이다(그림 17-1).

- 창상 세척제 성분은 계면 활성제, 습윤제, 보습제 및 항균제를 포함한다.
- 창상 세척제는 헹궈내거나 또는 헹궈내지 않아도 되는 형태이다.
- 드레싱을 교환할 때마다 창상을 닦거나 세척하는 동안 거즈나 스폰지 또는 장치에 놓인 용액으로 세척과 괴사 조직을 제거할 때 적용한다(그림 17-2).

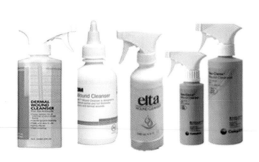

그림 17-1. 다양한 창상 세척제

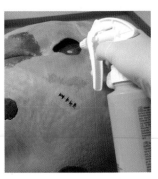

그림 17-2. 세척제 적용

(1) 창상 세척

창상의 세척은 오염 물질, 세균, 이전의 드레싱 잔여물을 창상 표면과 창상주위 피부로부터 액체를 사용하여 제거하는 과정이다. 창상 기저부를 준비하는 첫 번째 중요한 단계이다.

(2) 창상 세척 방법

창상 전체를 철저하게 세척하고 세척 후에는 세척 용액, 세척 양과 세척 시 배액된 양을 기록한다.

· 창상의 특성에 따라 세척 방법을 선택한다.

① 괴사 조직이 없는 청결한 창상 세척 방법(그림 17-3)

Ⅰ) 목적 – 증식되는 피부층의 손상없이 창상을 세척한다.

Ⅱ) 방법 – 세포 독성이 없는 생리식염수를 이용하여 주사기 바늘을 빼고 낮은 압력으로 부드럽게 세척한다. 강도 높은 세척은 깨끗한 육아조직에 창상을 입힐 수 있으므로 피한다.

② 괴사 조직이 있거나 오염 또는 감염된 창상 세척 방법(그림 17-4)

Ⅰ) 목적 – 창상 표면으로부터 괴사 조직과 미생물을 제거한다.

Ⅱ) 방법 – 세척 액으로는 생리식염수나 다른 소독제를 선택하여 35mL용량의 피스톤주사기18G바늘 또는 angio catheter를 연결하며 적당한 압력으로 창상을 세척하면 조직의 손상을 최소화하면서 미생물을 제거할 수 있다.

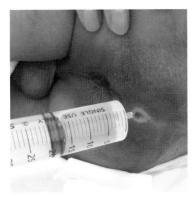
그림 17-3. 청결 창상 세척

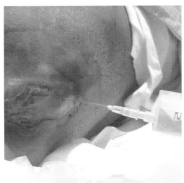
그림 17-4. 오염 창상 세척

· 배액이 잘되는 방향으로 환자가 자세를 취하도록 한다.

· 일정한 압력으로 창상의 깨끗한 부분에서 오염된 부분으로 흐르도록 세척한다.

· 세척 후 되돌아 나오는 배액이 깨끗할 때까지 세척한다.

· 잠식이나 동로 등 사깅이 있는 부위는 미생물과 괴사 조직이 쉽게 쌓일 수 있으므로 주의하여 세척한다.

· 창상기저부가 동로(터널링)/잠식으로 인해 보이지 않을 경우 세척액이 완전히 다 제거되지 않을 수 있으므로 미온의 생리식염수를 적신 거즈를 가볍게 30초 동안 눌러서 세척액을 제거하도록 한다.

(3) 창상 세척 시 주의 사항

· 드레싱을 교환할 때 창상을 세척한다.

· 드레싱을 교환할 때 창상주위 피부를 세척한다.

· 창상은 생리식염수나 증류수로 세척한다. 단, 오염이나 감염창상, 삼출물이나 부착물이 많은 창상은 필요하다면 계면활성제가 포함된 세척제를 사용할 수 있다.

· 창상세척 시 피부소독제나 세포독성을 유발하는 제품의 사용을 피한다.

· 면역 및 치유능력이 저하된 환자의 경우 무균기법을 사용하여 세척하는 것을 고려한다.

· 동로 및 잠식이 있는 욕창은 세척액이 고이지 않도록 주의하여 세척한다.

· 창상세척 부유물들이 제거될 수 있도록 충분한 압력을 가하되, 조직이 손상되거나 창상에 세균이 오염되지 않도록 주의한다.

· 괴사조직이 있고 감염이 확실하거나 의심되는 경우, 중증세균 집락화가 의심되는 창상은 계면활성제와 항균제가 함유된 세척액 사용을 고려한다

· 창상세척제는 환자에게 편안함을 주고 혈관수축이 일어나지 않도록 차갑지 않게 유지하여 사용한다.

· 창상세척제는 제품설명서에 따라 보관하고, 사용한 세척제는 교차오염을 줄이기 위해 제품설명서 및 기관의 지침에 따라 폐기한다.

· 창상이 깨끗해질 때까지 세척한다.

2) 창상 접착면 드레싱제

다른 제제나 드레싱제가 창상 기저부에 손상을 방지하기 위해 창상에 직접 닿지 않도록 개방 창상의 기저부에 얹어 놓는 그물망 모양의 비접착성 단일층 드레싱제이다(그림 17-5, 17-6, 17-7, 표 17-1).

　(1) 특징

　　· 비접착성 단일층을 통과하여 삼출물이 이차 드레싱에 흡수한다.

　　· 접착면의 작은 구멍은 적절한 통풍을 유지하며 혈액이나 삼출물의 이동을 가능하게 하여 창상과 창상 주위 피부가 짓무르지 않도록 한다.

　　· Polyurethane 그물 구조에 silicone 겔이 입혀 있는 구조이다.

　　· 부착된 상태에서 창상의 상태를 눈으로 식별 가능하고 이동을 가능하게 하여 창상과 창상 주위 피부가 짓무르지 않도록 한다.

　(2) 적응증

　　부드럽고 유연한 처치가 필요한 광범위한 창상 표면 찰과상, 화상, 방사선에 의한 손상 부위, 성형수술 부위, 피부이식부, 공여 부위 등이다.

　(3) 사용법 및 주의 사항

　　· 이차 드레싱이 필요하다.

　　· 보통 일주일에 한 번 교환한다.

　　· 3도 화상과 감염된 창상에 적용해서는 안된다.

　　· 건조한 창상, 점도가 높은 삼출물이 있는 창상, 터널이나 주위 조직 잠식이 있는 창상에는 권장하지 않는다.

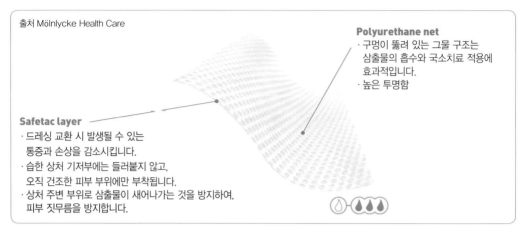

출처 Mölnlycke Health Care

Polyurethane net
· 구멍이 뚫려 있는 그물 구조는 삼출물의 흡수와 국소치료 적용에 효과적입니다.
· 높은 투명함

Safetac layer
· 드레싱 교환 시 발생될 수 있는 통증과 손상을 감소시킵니다.
· 습한 상처 기저부에는 들러붙지 않고, 오직 건조한 피부 부위에만 부착됩니다.
· 상처 주변 부위로 삼출물이 새어나가는 것을 방지하여, 피부 짓무름을 방지합니다.

그림 17-5. 창상 접착면 드레싱제의 구조(예: Mepitel)

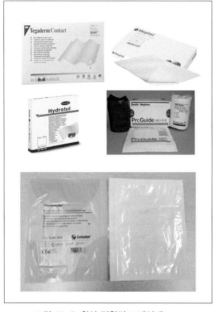

그림 17-6. 창상 접착면 드레싱제

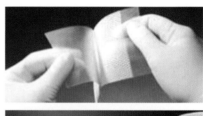
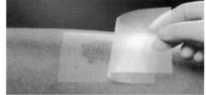
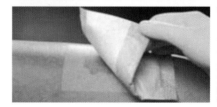

출처 Mölnlycke Health Care

그림 17-7. 창상 접착면 드레싱제 적용

표 17-1. 창상 접착면 드레싱제

제품	제조사	제품	제조사
Mepitel, Mepitel one	Mölnlycke Health Care	Atrauman Ag, Hydrotul	Hartmann
Proguide	Smith & Nephew	Physiotulle	Coloplast

2. 창상 주위 피부

1) 피부 잔여물 제거제

접착력이 있는 드레싱제를 제거할 경우 상처받기 쉬운 피부는 이차손상이 발생
될 가능성이 높기 때문에 피부를 보호하기 위하여 피부 잔여물 제거제를 사용하면
피부 손상을 예방하고 부착된 드레싱제도 쉽게 제거할 수 있다(그림 17-8, 17-9).

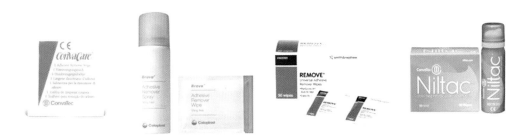

그림 17-8. 피부 잔여물 제거제

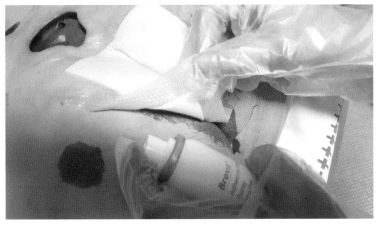

그림 17-9. 피부 잔여물 제거제 적용

표 17-2. 피부 잔여물 제거제

제품	제조사(수입 업체)
Niltac	ConvaTec (쥬디스)
ConvaCare	ConvaTec
Brava Adhesive Remover	Coloplast
Remove	Smith & Nephew

2) 피부 세척제(Skin Cleanser)

대소변으로 인해 오염된 피부의 물리적 손상을 최소화하고 적절한 pH를 유지하면서 오염물질을 깨끗이 세척하기 위해서는 피부세척제를 이용하면 유용하다. 일반적으로 피부 세척제를 사용한 환자들의 피부상태가 비누와 물을 사용한 환자에 비해 피부손상이나 홍반이 감소된다고 보고되고 있다(그림 17-10, 17-11).

(1) 특징

① Stearic acid, myristic acid 등의 각질층에 존재하는 지방산과 triethanolamine 과 같은 매우 부드러운 계면활성제를 이용해서 오염 물질을 제거한다.

② 피부 세척제가 보습제를 포함하고 있는 경우도 많으므로 시간과 노력을 절약할 수 있다

③ 세척 후에도 피부의 적정 산도를 유지한다.

④ 피부 세척제 사용 후 다시 물로 씻어 낼 필요가 없다.

(2) 사용법

제품에 따라 사용 방법을 숙지하고 사용한다. 제품을 흔들어 세척할 부위에 뿌리고 부드럽게 티슈로 제거한다.

(3) 주의 사항

피부 세척제 중 알칼리성 pH는 피부에 자극을 주며 세균의 과도한 성장을 일으키기 때문에 피부 산도에 영향을 주지 않도록 산균형이 맞춰진 것을 사용한다.

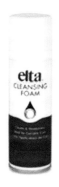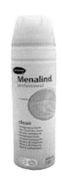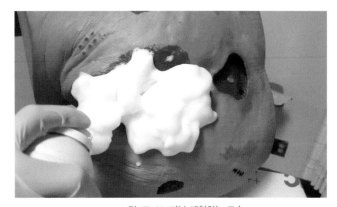

그림 17-10. 피부 세척제　　　　　　　　　　　　그림 17-11. 피부 세척하는 모습

표 17-3. 피부 세척제

제품	제조사(수입 업체)
Elta Cleansing Foam	Swiss-american
Menalind	Hartmann

3) 피부 보습제

건조하여 발생하는 피부손상은 임상에서 욕창위험을 증가시킬 수 있으므로 피부의 보습관리가 필요하다. 습도는 또한 피부와 표면 사이의 마찰 계수를 증가시키므로 전단력으로 인한 손상위험성을 증가시키므로 피부손상의 위험을 줄이기 위해 건조한 피부에 보습제를 사용해야한다. 피부 보습제는 피부에 보호막을 형성하여 수분증발을 막으며 보습효과가 있다(그림 17-12)

(1) 특징

① 피부 보습제는 피부 각질층에 수분 함유량을 증가시키는 외용제이다.

② 주성분으로는 습윤제, 수분 차단제, 유연제 등을 함유하고 있다.

③ 건조하여 가려움증이 있는 피부에 적용하면 가려움증을 완화시킨다.

④ 성장 인자를 함유한 제품은 피부의 재생 효과도 있다.

(2) 사용법

피부에 잘 스며들 수 있도록 부드럽게 자주 바른다.

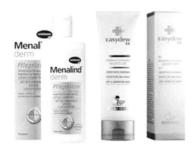

그림 17-12. 피부 보습제

표 17-4. 피부 보습제

제품	제조사
Menalind	Hartmann
Easydew	대웅제약

표 17-5. 피부 보호제

제품	제조사
Elta Seal	Swiss-american (아모젠메디칼)
Comfeel Barrier Cream	Coloplast
Silesse	ConvaTec (쥬디스)
Cavilon	3M

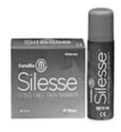

그림 17-13. 피부 보호제

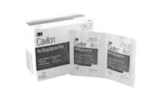

그림 17-15. 피부 보호제 대용품

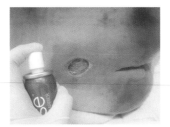

그림 17-16. 피부 보호제 적용

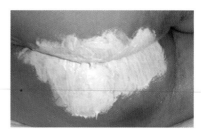

그림 17-14. 피부 보호제 적용

(3) 주의 사항

개방 창상에 직접 적용해서는 안되며 접히는 부분에 적용시에는 주의한다.

4) 피부 보호제

피부가 유해한 자극물질에 노출되는 것을 막는 외용제이다. 피부장벽 파괴를 막기 위해 피부의 보호층을 만들거나 피부를 코팅하는 제품을 말한다. 피부보호제들로는 디메치콘, 액체 필름보호막, 페트롤라튬(바셀린), 징크옥사이드 등과 같은 피부보호제가 있다(그림 17-13). 이러한 피부보호제는 자극물질을 차단하고 짓무름을 예방하는 효과가 있으나 국내에서는 비보험으로 환자에게 비용 부담이 있다.

(1) 특징

피부 장벽이 파괴된 부위의 보호와 실금 부위의 습기 및 자극 물질로 인한 발적, 피부 손상을 방지하기 위해 사용한다.

① Petrolatum, zinc oxide, dimethicone을 기제로 한 크림 또는 연고 형태로 개발되어 있다.

② 주된 사용 목적은 피부가 소변, 대변, 병원균에 노출됨으로써 발생할 수 있는 피부 손상을 예방하는 것이다.

③ 크림은 수분을 기본으로 하는 제품으로 lanolin을 함유하고 있고 연고는 오일을 기본으로 하는 제품으로 petrolatum이 포함되어 있어 방수 차단 효과가 강력하여 크림보다 작용이 오래간다.

④ 피부 보호제의 대용품으로 하이드로 콜로이드 파우더, 하이드로 콜로이드 페이스트, 피부 보호 필름, 스프레이 형태의 제품들이 있다. 파우더는 습윤 환경을 유지하고, 신생혈관의 형성을 자극하고 콜라겐형성을 도와 손상된 피부의 재생을 돕고 표피가 벗겨지고 장액이 배어 나오는 점막층에 사용하기 적합하나, 페이스트의 경우에는 알코올 성분이 포함되어 피부결손이 있는 경우에는 사용이 금기되어 적용이 어렵다.

(2) 사용 방법

피부를 습기로부터 보호하기 위하여 적당량을 충분히 바른다. 제품에 따라 작용 시간이 다르므로 피부 상태를 관찰하면서 자주 바른다.

(3) 주의 사항

① 파우더는 피부에 적용 시 지나치게 많은 수분을 흡수하고 분말이 호흡기에 영향을 준다는 보고가 있으므로 주의해야 한다.

② 피부 보호 필름은 skin sealant라고도 하는데, 폴리머와 용매로 이루어져 있어 적용 후에 용매는 휘발하고 폴리머만 남아서 필름을 형성한다. 흔히 용매로는 알코올이 사용되는데, 알코올은 피부에 자극을 줄 수 있으며 세포 독성이 있을 수 있으므로 무알코올 피부 보호 필름을 사용하는 것이 좋다.

③ 진균 감염이 확인된 경우에는 칸디다균을 평가하고 적합한 치료를 하는데 항 진균제(파우더 또는 크림)를 먼저 적용 후 피부 보호제를 사용하도록 한다. 기존의 근거 기반 욕창 중재 실무 지침에서 다루어진 내용을 고려할 때, 피부의 관찰, 피부 손상의 예방, 실금 관찰, 습한 환경의 최소화, 피부 보호를 위한 세척과 보습 또는 보호제 적용, 창상 치료 등 포괄적인 중재는 실금 관련 피부 손상 및 욕창 예방에 효과가 있다고 보고되므로 간과하지 않도록 한다.

3. 드레싱제 고정

1) 드레싱 고정제의 분류

(1) 접착성 고정 드레싱

드레싱을 고정할 때 사용하는 고정 테이프를 이용하여 고정한다.

· 특징: 고정력이 강하며 가격이 저렴한 반면에 테이프 제거 시 피부에 손상을 유발할 수 있으므로 주의하여 제거하여야 한다.

· 종류: 종이 테이프, 실크 테이프 등

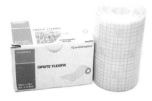 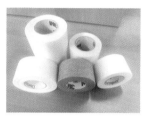 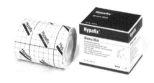

그림 17-17. 접착성 드레싱제의 다양한 종류

표 17-6. 피부 접착성 고정 드레싱제

제품	제조사
OPsite	Smith & Nephew
Hypafix	One industry
Durapore/Micropore	3M

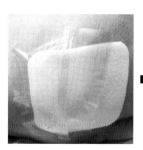 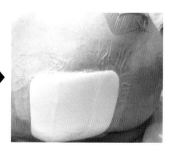

그림 17-18. 접착성 드레싱제의 적용

(2) 비접착성 고정 드레싱

창상 주위 피부를 보호하기 위해 접착성이 없는 비접착성 드레싱 제품을 적용
한다.

·특성: 고정력이 접착성에 비해 약하나 제기 시 피부 손상을 유발하지 않아 연
약한 소아나 노인의 피부에 적합하다. 비교적 가격이 접착성 고정 제품에 비해
비싸다.

·종류: 자가 접착 붕대, 탄력 붕대 등

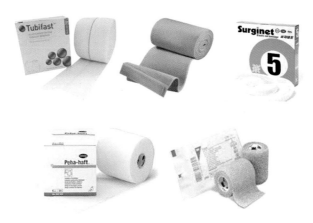

그림 17-19. 비접착성 드레싱의 다양한 종류

표 17-7. 피부 비접착성 고정 드레싱제

제품	제조사
Tubifast	Mölnlycke Helath Care
Surginet	One industry
Peha-haft	Hartmann

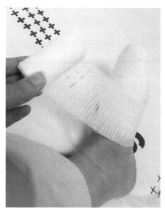
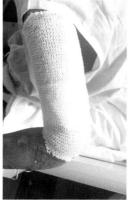
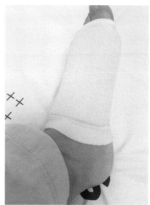

그림 17-20. 비접착성 드레싱의 적용

2) 주의가 필요한 부위의 드레싱 고정 방법

드레싱을 고정할 때에는 고정 테이프를 잡아 당기지 않고 압력을 주지 않은 상태에서 부착해야 한다. 드레싱 제품으로 인한 국소 압력과 잡아 당기면서 발생하는 장력으로 인한 표피 박리를 예방할 수 있다.

(1) 주름이나 굴곡진 부위 고정법

주름이나 엉덩이 고랑같이 굴곡진 부위에 드레싱제를 고정할 때는 피부를 부드럽게 잡아 당겨 주름지지 않도록 하며, 창상 기저부에 드레싱제가 밀착되도록 부착한다. 비접착성 드레싱제는 창상 기저부에 들러붙지 않기 때문에 가능한 자극이 적은 접착성 드레싱제를 부착한다.

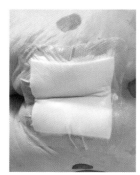
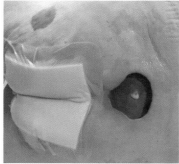

그림 17-21. 주름이나 굴곡진 부위 고정법

· 접촉 궤양(Kissing Ulcer) 주의

주름이나 엉덩이 고랑 같은 굴곡진 부위 피부에 드레싱제가 당겨 부착되면 피부가 접혀 쉽게 짓무르고, 접촉 궤양이 발생하며, 궤양의 모양이 접촉으로 인해 대칭적으로 보이며 창상이 더 악화된다.

(2) 모서리 부위 고정법

발꿈치나 팔꿈치와 같은 모서리 부위에 고정 테이프를 적용할 때는 부착할 부위의 피부가 최대로 늘어나게 자세를 취한 후 신체 부위의 모양에 맞추어 지시선을 넣어 부착한다.

(3) 연약한 피부 고정법

어린이나 노인 등의 연약한 피부에 테이프 등을 부착하여 피부가 손상될 경우, 창상이나 창상 주위 피부를 보호하기 위해 접착면 드레싱제를 적용하고, 이차적으로 비접착성 드레싱제를 덮고, 자가 접착 붕대, 탄력 붕대 등을 이용하여 드레싱을 고정한다.

References

1. 박경희. 그림으로 보는 상처관리. 군자출판사. 2010.

2. 박경희, 김정윤, 박옥경 외. 욕창간호 실무지침 개정. 병원간호사회 용역연구 보고서. 서울: 병원간호사회. 2017.

3. Association for the Advancement of Wound Care. AAWC (Association for the Advancement of Wound Care) Pressure ulcer guideline. Malvern(PA): Author. Retrived December 3, 2010.

4. British Columbia Provincial Nursing Skin & Wound Committee. Guideline: Assessment, Prevention and Treatment of Moisture−Associated Skin Damage (MASD) in Adults & Children. 2017.

5. Bryant RA, Nix DP. Acute and Chronic Wounds, 5th edition. Elsevier Health Sciences. 2016.

6. National Pressure Ulcer Advisory Panel and European Pressure Ulcer Advisory Panel. Prevention and treatment of pressure ulcer: clinical practice guideline. 2014.

7. Park KH. The effect of a silicone border foam dressing for prevention of pressure ulcers and incontinence−associated dermatitis in intensive care unit patients. J Wound Ostomy Continence Nurs. 2014; 41: 424.

8. Wound, Ostomy and Continence Nurses Society [WOCN]. Guideline for Prevention and Management of Pressure Ulcers(Injuries). WOCN Clinical practice guideline series 2. Mt. Laurel, NJ: Wound, Ostomy and Continence Nurses. 2016.

창상 드레싱제

**Wound Dressing Materials:
The Essentials**

첫째판 1쇄 인쇄 **2018년 3월 20일**
첫째판 1쇄 발행 **2018년 3월 30일**

지 은 이   견아현, 권경민, 김명신, 김민경, 김상화, 나영천,
          박경희, 박현숙, 백규원, 신동혁, 원은애, 이영구,
          이예나, 장정우, 전영준, 정재아, 조용석, 최승석,
          한승규, 한은진, 허은숙, 황지현
발 행 인   장주연
편집디자인   김영민
표지디자인   김영민
발 행 처   군자출판사
          등록 제 **4-139**후(**1991. 6. 24**)
          본사 (**10881**) 경기도 파주시 회동길 **338**(서패동 **474-1**)
          Tel. (**031**) **943-1888** Fax. (**031**) **955-9545**
          홈페이지 | www.koonja.co.kr

ISBN 979-11-5955-285-4
정가 **50,000**원